ALBIN ROUSSELET

LES
SECOURS PUBLICS
EN CAS D'ACCIDENTS

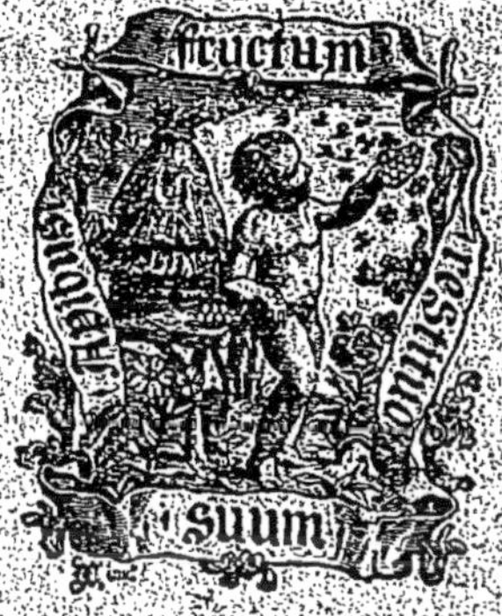

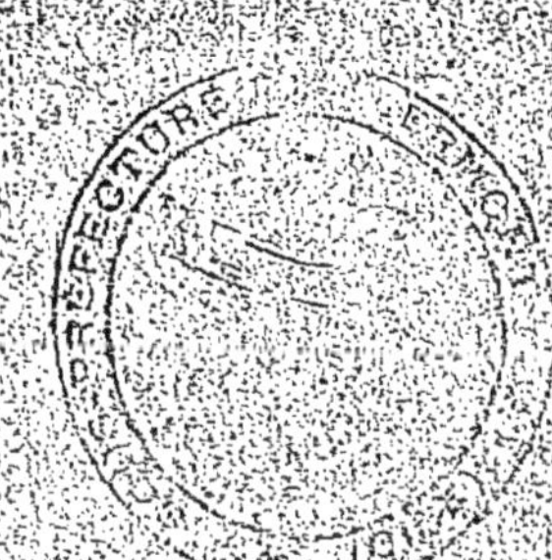

PARIS

POLICLINIQUE DE PARIS
28, RUE MAZARINE

SOCIÉTÉ D'ÉDITIONS SCIENTIFIQUES
4, RUE ANTOINE-DUBOIS

1892

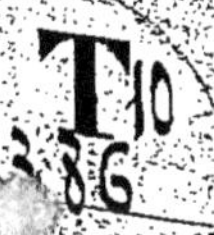

LES

SECOURS PUBLICS

EN CAS D'ACCIDENTS

LES

SECOURS PUBLICS

EN CAS D'ACCIDENTS

PAR

ALBIN ROUSSELET

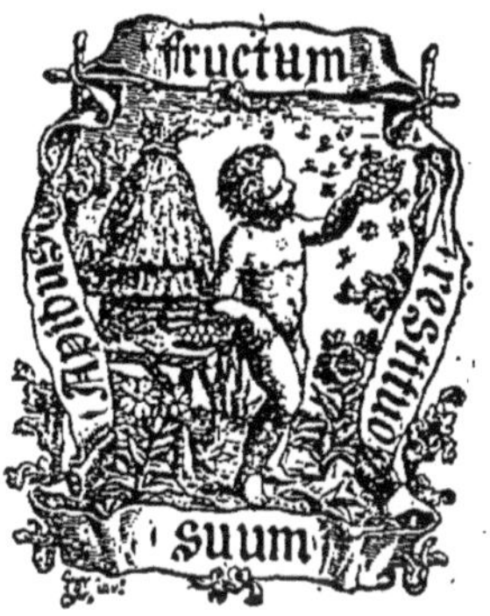

PARIS

POLICLINIQUE DE PARIS
28, RUE MAZARINE

SOCIÉTÉ D'ÉDITIONS SCIENTIFIQUES
4, RUE ANTOINE-DUBOIS

1892

LES

SECOURS PUBLICS

I

Historique des Secours publics. — L'échevin Pia. — Les Secours aux blessés devant le Conseil d'hygiène et le Conseil municipal. — Les ambulances urbaines. — Les pharmacies municipales et le Service médical gratuit. — Les pavillons de Secours de la Préfecture de police. — Les kiosques de Secours.

La question des secours publics est une de celles qui intéresse au plus haut point. Ils peuvent se diviser outre les secours aux indigents et aux malades, qui sont du ressort de l'Assistance publique, en trois parties bien distinctes : 1° Les secours en cas d'incendie ; 2° les secours en cas d'inondations ; 3° les secours à donner aux blessés, noyés ou asphyxiés ; 4° les secours médicaux de nuit. Nous n'entreprendrons pas, dans cet article, l'étude des secours en cas d'incendie ou d'inondation, mais nous allons essayer d'exposer le plus brièvement possible ce qui a trait aux secours à donner aux blessés, noyés, asphyxiés et contagieux, aux diverses modifications que ce service a subies et aux améliorations à y apporter.

Le service des secours publics a été institué à Paris en 1772. L'échevin Pia, ancien pharmacien, fut le premier chargé d'organiser ce service, au point de vue des soins à donner aux noyés. Ce n'est malheureusement pas à la France que revient cette utile innovation. Dès 1667, la Hollande possédait des postes de secours (1) ; plus tard,

(1) C'est également en Hollande que furent organisés très sérieusement les secours contre l'incendie. Nous signalons à ce propos à nos lecteurs un très intéressant ouvrage de notre ami Georges Monval, le sympathique archiviste de la Comédie-Française, intitulé : *Le Laquais de Molière* (Paris 1887, 1 vol. in 8°). Le Laquais de Molière

après Pia en 1674, on en comptait un grand nombre en Angleterre, en Ecosse et en Irlande. Quelque temps après, Guenther en organisait à Hambourg et publiait à cette occasion un remarquable ouvrage (1).

Pourtant, à maintes reprises, de célèbres médecins français s'étaient occupés de cette intéressante question. Nous n'avons pas ici la prétention de faire ni l'analyse, ni la bibliographie des études sur les secours à donner aux noyés, mais nous citerons les conclusions d'un mémoire du fameux médecin français Petit (2) présenté en 1741 à l'Académie royale des sciences. Ce mémoire qui est le corrollaire d'un mémoire de Littré présenté en 1719 à cette même académie, est intitulé : *Sur les noyés*, et est rempli de judicieuses remarques sur la durée de l'asphyxie chez les animaux, et en particulier chez l'homme. Voici les conclusions de l'analyse publiée par l'Académie, en 1741 :

« Ces remarques sont autant de motifs de secourir promptement les noyés. Des faits tout récents et qu'on ne peut révoquer en doute, nous apprennent qu'on en a sauvé plusieurs qui avaient été des heures entières dans l'eau. Et que ne doit-on point tenter en leur faveur après la fameuse thèse de M. Winslow sur l'incertitude des signes de la mort ! Aussi M. Petit n'a-t-il pas oublié d'ajouter dans son mémoire tout ce que la médecine pouvait pratiquer de plus efficace sur les vrais ou prétendus cadavres des noyés pour les rappeler à la vie. Mais nous nous dispensons de rapporter ici ces préceptes, parce qu'ils sont à peu près les mêmes que ceux que l'Académie fit imprimer sur ce sujet l'année dernière (1740), dans un avis particulier que M. le comte de Maurepas, ministre de la marine, M. d'Argenson, intendant de Paris, et M. de Marville, lieutenant de police, firent répandre dans tous les lieux de leurs districts. » Ce même avis a été encore mis à la suite d'une traduction française de la thèse de M. Winslow accompagnée d'additions par M. le Dr Bruhier (2).

On trouve encore dans le Dictionnaire universel de médecine de James, traduit par Diderot, Eidous et Toussaint

---

est Du Perier, le grand-père du général Dumouriez. Du Perier, acteur de la troupe de Molière qui, dans sa vie nomade, avait vu fonctionner des pompes en Hollande, en Flandre, etc..., demanda et obtint du roi le privilège d'organiser à Paris un service de garde-pompes chargés dans les incendies de faire manœuvrer les pompes faites sur le modèle de celles employées en Hollande. Ce fut lui le véritable créateur des corps de sapeurs-pompiers en France.

(1) Guenther (J. Arnold). — *Geschichte und jetzige Einrichtung der Hamburgischen, verenglukt Menschen. Hamburger*, 1794.

(2) Petit (François), né à Paris en 1664, mort en 1741.

(édition de 1748, revue et augmentée par Russon, régent de la Faculté de médecine de Paris, 6 vol. in-folio) à l'article *Submersion*, rédigé par Bruhier, les lignes suivantes :

« Les bons succès qu'ont eu les secours qu'on a donnés à des hommes pêchés dans les lacs de la Suisse, tantôt plus tôt, tantôt plus tard, ont été publiés dans différentes années du *Mercure helvétique*. On y a rapporté les moyens dont on s'est servi pour ranimer des hommes qui avaient perdu toute apparence de vie et on va les retrouver décrits ici ; *il serait à souhaiter qu'ils ne fussent ignorés nulle part, qu'on pût répéter de si charitables expériences, toutes les fois que l'occasion s'en présentera.* » (Tome V, p. 1703.)

Malgré les nombreux articles publiés par les médecins en faveur d'une organisation de secours, malgré la persistance de l'Académie, rien ne vint modifier l'état existant et c'est à la Municipalité de Paris que l'on doit l'œuvre des secours publics qui bientôt, comme une traînée de poudre, se répandit dans toute l'étendue de notre pays.

Pia fit distribuer en France dans des endroits désignés, des boîtes entrepôts pour les noyés et autres asphyxiés. En 1782, le célèbre pharmacien en avait délivré 223. (1) En 1790, on comptait près de 130 villes et bourgs qui avaient des boîtes entrepôts pour les noyés (2).

---

(1) Nous devons toutefois mentionner également les efforts faits vers cette époque par le gouvernement pour assurer les premiers soins à donner aux asphyxiés et noyés. Dès 1774, à la suite d'un accident par asphyxie survenu rue Saint-Honoré au marchand et à la marchande de modes de la *Corbeille galante*, le fameux médecin Portal fut chargé par l'Académie, de faire un rapport sur cet accident, et de rédiger une instruction pour le public, tant pour lui faire connaître les dangers auxquels il était si souvent exposé que pour lui en indiquer les remèdes. Grâce à l'intervention du lieutenant de police de Sartine, Portal put faire l'ouverture d'un grand nombre de corps et quelque temps après, il publiait, *par ordre du Gouvernement*, une instruction qui eut un grand nombre d'éditions, relative au traitement des asphyxiés, des noyés, etc., etc.

(2) Voici le contenu de ces boîtes : 1° 2 brancards-sangles ; — 2° deux couvertures de laine ; — 3° une boîte contenant 2 bonnets, 6 frottoirs en laine, 6 serviettes, 2 brosses fines et plusieurs morceaux de flanelle ; — 4° un tambour de lingère pour faire chauffer les frottoirs et servant de boîte ; — 5° un briquet ; — 6° une lampe à esprit de vin et un flacon rempli de ce liquide ; — 7° un soufflet à double vent pour souffler dans les poumons ; — 8° deux canules en tubes laryngiens ; — 9° deux sondes de gomme avec leur stylet ; — 10° La machine fumigatoire de Pia ; — 11° une livre de tabac à fumer ; — 12° une seringue à lavements, un morceau de savon, et une poignée de chanvre ; — 13° deux cuvettes ; — 14° deux fils de

D'après Pia, de 1772 à 1788, sur 934 noyés, 813 furent rappelés à la vie. A Londres, de 1774 à 1787, près de 900 personnes furent sauvées. (1)

A Paris, à cette époque, les soins étaient donnés aux noyés par les *secouristes* choisis parmi les gardiens des ports et qui recevaient une instruction spéciale.

Les événements de la Révolution mirent sinon un terme, à ces excellentes tentatives, mais du moins les enrayèrent momentanément. Elles furent reprises en 1800. C'est principalement en 1806, époque de l'institution du *Conseil d'hygiène et de salubrité du département de la Seine*, que l'organisation des postes de secours aux *noyés* et aux *asphyxiés* fut définitivement établi par les soins de l'administration. Les instructions du Conseil furent renouvelées en 1808, 1815, 1835, 1842, 1850, 1872 et enfin, tout récemment, en juillet 1891.

Les secours *aux blessés* sur la voie publique ne furent organisés que vers 1850, mais nous pouvons affirmer que ce service laisse beaucoup à désirer, malgré la bonne volonté du Dr Voisin, qui dirige avec tant de zèle et d'intelligence cet important service (2).

Le matériel dont l'administration dispose pour secourir un blessé ou un malade consiste simplement en une boite à pansement et un brancard, soit à bras, soit

---

laiton ; — 15° des plumes à longue barbe ; — 16° une boîte de poudre sternutatoire ; — 17° un flacon d'ammoniaque ; — 18° une bouteille d'eau-de-vie camphrée ; — 19° une bouteille de vin vieux de Bordeaux ; — 20° une cuiller en fer étamé, présentant un levier à l'autre extrémité, un plat et une tasse ; — 21° morceaux de linge taillés ; — 22° une boîte de paquets d'émétique ; — 23° un soufflet apodopnique ; — 24° canule en argent pour la bronchotomie ; — 25° quatre ventouses en verre ; — 26° un cautère ; — 27° bandes, compresses, filasse, étoupe, etc. De plus, deux avis imprimés sur la manière d'user des secours, avec un tableau d'ordre et de direction des secouristes. (Fodéré.)

(1) Depuis l'échevin Pia, les directeurs des secours publics ont été successivement : les Drs Marc (Charles-Henri), Marc (Jules) et enfin, depuis 1860, le Dr Aug. Voisin.

(2) Voir pour l'étude de ces questions : Portal, *loc. cit.* p. 14, 15, 16, 17, 18, 19 à 26, Carminali, *De animalium ex mephiticis et noxiis halilibus interitu*, in-4° 1777. — Borel, *centurié* 2 ; — Sauvages, *Nosologie méthodique*, tome 1, p. 816 ; — *Journal de Paris*, janvier, 1776 ; — *Gazette de France*, février, 1776 ; — Wepfer, *Essai de médecine d'Edimbourg*, tome V, art. 55. Voir également le 2° volume des mémoires de Portal, les travaux de Vicq d'Azir et ceux de Morveau sur l'assainissement des hôpitaux, des prisons, etc.

à roues, déposés dans les 80 postes et 80 commissariats de police, ce qui est insuffisant pour une ville comme Paris.

Quant aux secours à donner *aux noyés* ou *asphyxiés*, il a été beaucoup fait sur l'initiative du directeur des secours et surtout grâce aux fortes subventions accordées par le Conseil municipal de Paris.

Ce fut en 1860 que le premier cri fut poussé en faveur d'une amélioration dans les premiers soins à donner aux blessés sur la voie publique (1).

Au mois d'octobre de cette année, le Dr Rigaud, reconnaissant l'insuffisance des secours publics, adressait au maire du IIIe arrondissement (Temple) un rapport, tendant à établir des postes médicaux dans certains quartiers de Paris. M. Rigaud se plaint avec raison que, quoique au-dessus de la porte d'un grand nombre de corps de garde, on lise ces mots : *Secours aux blessés*, qu'il y ait dans ces corps de garde, des boites à pansements et à médicaments, trop souvent les secours prodigués par des gens inhabiles sont inefficaces et même dangereux. Il serait donc important, conclut M. Rigaud, pour la sécurité de tous, d'organiser dans les quartiers les plus populeux de Paris, dans ceux où les accidents se répètent journellement, et qui sont éloignés des hôpitaux, des postes dans lesquels les victimes riches ou pauvres recevraient à l'instant même des soins éclairés, dans un local aéré et commode et d'un abord facile, doté d'un matériel convenable, etc., etc. Ce rapport, envoyé au Préfet de la Seine, le 7 décembre 1860, par le maire du IIIe arrondissement, fut relégué dans les cartons.

En 1864, 1865, et 1866, de nombreux et intéressants rapports furent présentés au Préfet de police par M. A. Voisin

(1) Nous avons eu la bonne fortune d'être mis à ce propos par l'administration en rapport avec un de ses plus dévoués sous-chefs de bureau, devenu depuis notre ami, M. Damico, qui en 1889 nous a déjà donné des renseignements précieux sur les services d'hygiène et des secours de la Préfecture de police, renseignements que nous avons publiés dans le *Guide médical de l'Exposition*. Nous devons encore à son extrême obligeance une partie des notes qui vont suivre et qui paraîtront dans un très intéressant volume auquel il donne actuellement la dernière main. Cet ouvrage, entièrement consacré à l'histoire des secours publics à Paris comprendra tout ce qui a été fait depuis 1772 par les échevins de Paris et les municipalités qui se sont succédées pour améliorer ce service. Les documents recueillis par M. Damico n'existent nulle part. Aussi, sommes-nous heureux de signaler à l'avance l'apparition prochaine de son ouvrage, qui, nous n'en doutons pas, figurera dans la bibliothèque de tous les gens soucieux de l'hygiène et de la bonne organisation des secours publics

qui, en sa qualité de directeur des secours publics, demandait l'établissement de postes médicaux et de cabinets de médecins dans les nouvelles mairies, à côté des postes centraux de police.

Depuis cette époque, aucun fait digne d'être signalé, sauf les rapports annuels de M. Voisin insistant de plus en plus sur une prompte amélioration des secours publics.

Dans la séance du 21 novembre 1877, de la commission d'hygiène du IIe arrondissement, M. Galliard, membre de la commission, à l'occasion d'un accident dont il venait d'être témoin, présentait quelques observations sur l'insuffisance des secours publics et souhaitait que des postes médicaux fussent établis dans Paris sur la voie publique, dans un certain nombre d'endroits très fréquentés. M. Voisin, dans la séance du 30 octobre 1879, reprit à cette occasion au Conseil d'hygiène et de salubrité du département de la Seine la thèse qu'il avait soutenue en 1864, 1865 et 1866, et, appuyant la proposition de M. Galliard, il proposa l'installation de postes médicaux, ayant la forme des bureaux d'omnibus et placés sur la voie publique dans les différents endroits dangereux de Paris. Ces postes seraient pourvus de tous les moyens de secours aux blessés et aux individus pris de maladies subites, et des gardiens y seraient en permanence, qui, de même que les agents du service des pavillons de secours aux noyés, seraient instruits dans les premiers soins à donner en attendant l'arrivée du médecin. Dans chacun de ces postes figurerait une liste des médecins qu'on pourrait requérir en cas d'accident, et une communication télégraphique les relierait avec les postes centraux de leur arrondissement. Mais, cette fois-ci encore, la réponse se fit attendre.

A la séance du 14 novembre 1879, M. Voisin ayant rappelé de nouveau, au Conseil d'hygiène, le vœu émis par la Commission d'hygiène du IIe arrondissement, tendant à l'établissement dans Paris de quelques postes de secours, proposa de désigner les endroits où les premiers pavillons pourraient être établis, leur forme, etc. M. Delpech estima qu'une innovation de ce genre n'était pas d'une utilité incontestable : On ne pouvait songer à confier à des gardiens de la paix des malades ou des blessés ; pour que le pavillon fût utile, il aurait fallu attacher un médecin à demeure, ce qui était impossible. Après quelques observations de MM. Villeneuve, Paliard et Larrey, une commission, composée de MM. Paliard, Villeneuve et Voisin, fut chargée d'étudier l'affaire à nouveau et de présenter un rapport complémentaire.

De nombreux et intéressants rapports furent faits depuis cette époque. Le Dr Nachtel qui, le 30 novembre 1880, avait communiqué à l'Académie de médecine une note intitulée : *Fonctionnement de l'ambulance urbaine de New-York destinée à porter les premiers secours sur la voie publique et utilité qu'il y a d'établir un service de ce genre à Paris,* présenta également ce projet au Conseil municipal.

Le Dr Levraud déposa à ce sujet, sur le bureau du Conseil, une proposition demandant le renvoi à la 8e commission d'un projet de réorganisation de ce service sur les bases indiquées par M. Nachtel.

M. Bourneville fut, à ce propos, chargé par la commission de rédiger un rapport ; (1)

« Les *ambulances américaines*, dit-il, ont pour but « de transporter les malades ou les blessés dans un endroit où il soit possible de leur donner les soins que réclame leur état, le jour aussi bien que la nuit ». C'est une application, en temps de paix, des ambulances volantes inventées par notre illustre compatriote Larrey, « qui les employa en 1792 à l'armée du Rhin, pour enlever pendant l'action les soldats blessés sur le champ de bataille ». M. Nachtel expose ainsi qu'il suit le mode de fonctionnement des ambulances américaines :

« A New-York, ces ambulances existent dans tous les hôpitaux de la ville. Je mentionnerai comme exemple le service d'ambulance de l'hôpital *Bellevue*, parce que c'est auprès du directeur de cet hôpital que j'ai recueilli les renseignements que je possède sur le fonctionnement des ambulances rapides. Il n'existe pas, en effet, à New-York d'administration possédant des données précises sur cette institution, en dehors des hôpitaux qui l'ont adoptée. Bien plus, ces hôpitaux n'ont pas aujourd'hui de documents complets sur la statistique de leurs ambulances respectives. Le service d'ambulance de l'hôpital Bellevue a été établi en 1869, sur la proposition de la commission de l'Assistance publique (*Commission of public charities and corrections*), dont les projets ont été en tous points mis à exécution par M. T. S. Brennan, alors directeur (*Warden*) de l'hôpital en question, et qui fait actuellement partie de la commission de l'Assistance publique.

(1) Bourneville. — *Rapport sur une proposition de M. Levraud, tendant à la mise à l'étude d'un projet de réorganisation du service des secours publics sur la base de celui qui fonctionne à New-York.* 1883, nº 69.

Le nouveau service médical fut d'abord confié aux médecins résidant à l'hôpital (*House Staff*). Je donnerai plus loin la description de l'ambulance complète, c'est-à-dire des équipages, etc., pour dire de suite que les cas médico-chirurgicaux que ces médecins eurent à traiter furent bientôt si nombreux que leurs fonctions devinrent par trop pénibles, et qu'on se trouva forcé de confier spécialement ce service à deux médecins logés à l'hôpital et placés sous la direction de l'Assistance publique.

Les accidents sont signalés à l'hôpital, au moyen du télégraphe, de deux façons différentes : 1° Dans le cas où l'on ne constate pas une urgence extrême, c'est-à-dire, lorsque le malade ramassé dans la rue ne peut être transporté au poste le plus voisin, l'officier de police, par l'intermédiaire du quartier général, avise l'hôpital de faire partir l'ambulance ; — 2° Si le blessé ne paraît pas transportable au poste de police, s'il n'y a pas un instant à perdre, on évite l'intermédiaire de ce poste et celui du quartier général (Préfecture de police), et l'alarme est donnée directement à l'hôpital par l'appareil télégraphique particulier le plus proche qui sert également à appeler les pompiers sur le lieu d'un incendie. Cet appareil télégraphique, destiné à la fois au service des pompes à incendie et à celui des ambulances, est placé sur la voie publique, dans une boîte adaptée à un poteau télégraphique de couleur rouge, disposé sur les trottoirs à l'instar de nos becs de gaz. La clef de cette boîte est déposée dans la boutique ou le magasin le plus proche dont l'indication est d'ailleurs inscrite sur la boîte télégraphique, et tout citoyen peut aller la prendre afin de donner l'alarme. Dans ce dernier cas, l'avis est reçu à l'hôpital sur un instrument réservé *ad hoc.*

« Les accidents très graves étant seuls signalés directement, on assure au blessé les soins les plus immédiats. En effet, au reçu du signal, les ordres nécessaires sont à l'instant transmis au médecin de service et aux écuries, où tout est constamment préparé pour le départ, de sorte que, *quarante-trois secondes* après que l'alarme a été reçue, l'ambulance sort de l'hôpital. Deux médecins étant constamment de service, lorsque l'un est sorti, l'autre se tient prêt à partir dans le cas où l'hôpital recevrait un nouvel appel. Ce cas est très rare, parce que le retour d'une ambulance s'effectue avec la plus grande rapidité. Si deux appels sont faits simultanément, les deux médecins partent en même temps. Il pourrait arriver que, les deux médecins de l'ambulance ayant été appelés ensemble au dehors, un troisième appel de secours fût transmis à l'hôpital. Cette circonstance est encore prévue, et ce sont alors les médecins habituels résidants qui sont appelés à partir avec une autre ambulance.

Vient ensuite la description des voitures et le prix d'installation. La proposition de M. Nachtel fut renvoyée par l'Académie de médecine à une commission composée de

MM. Larrey, Legouest, Vulpian et Chéreau qui, sur le rapport de ce dernier, la renvoya à son tour au ministre de l'intérieur.

Pendant ce temps la question était soumise à la 8e commission du Conseil municipal, M. le Préfet de police l'ayant introduite au Conseil d'hygiène et de salubrité du département de la Seine, M. le Dr Voisin fut chargé d'en faire un rapport qui se termine par les conclusions suivantes :

« 1° De remercier M. Nachtel de la communication qu'il a faite de son mémoire ; 2° D'apporter des améliorations et des modifications dans l'organisation du service des secours publics pour les accidents, les indispositions et les maladies survenant sur la voie publique ; — 3° De faire établir dans les futures maisons de police un cabinet de médecin suffisamment vaste, réservé au médecin seul, et deux salles d'ambulance, l'une pour les femmes, l'autre pour les hommes, pouvant contenir chacune un lit monté et un lit de camp couvert d'une toile cirée ; de prendre les dispositions nécessaires pour que ces ambulances ou chambres de secours soient absolument isolées des parties de la maison réservée aux individus arrêtés. Ces salles devraient être au rez-de-chaussée, et le cabinet médical situé au premier serait relié à ce rez-de-chaussée par un escalier intérieur ; — 4° En attendant la construction des maisons de police, de faire installer dans l'enceinte, ou dans le voisinage immédiat de chacun des postes centraux ou d'arrondissement un cabinet médical suffisamment grand et tout à fait séparé de la partie du poste réservée aux individus arrêtés, — et deux salles d'ambulance pourvues chacune d'un lit et d'un lit de camp couvert d'une toile cirée ; — 5° De faire établir dans l'enceinte, ou dans le voisinage immédiat de chacun des postes de police de quartier, un cabinet médical assez grand pour renfermer un lit et un lit de camp couvert de toile cirée ; — 6° *D'attacher à chaque poste d'arrondissement ou à chaque maison de police quatre médecins qui, à tour de rôle et suivant un roulement déterminé, séjourneraient jour et nuit dans l'ambulance ; deux médecins adjoints seraient désignés pour chaque ambulance* ; — 7° De faire faire des voitures sur le modèle de celles servant au transport des individus atteints de maladies contagieuses, mais un peu plus longues, afin de disposer une place pour le médecin ; — 8° De faire construire, dans l'enceinte des maisons de police projetées, une écurie et une remise pour la voiture et le cheval et deux chambres pour deux cochers ; mais, en attendant l'établissement des maisons de police, de faire construire, dans l'enceinte des mairies où il y a de la place une écurie et une remise pour deux chevaux et une voiture. Quant aux mairies où la place manque, il serait installé ou loué dans le voisinage de chacune d'elles une écurie ou une remise. De plus, il serait établi dans l'enceinte de la préfecture de Police une ambulance complète ; — 9° De faire placer dans tous les postes de police, d'arrondissement et de quartier, un *brancard à roues*, tout en laissant celui à bras qui peut servir dans certaines circonstances ; — 10° De faire établir de distance en distance, tous les 200 mètres à peu près, dans les rues et les avenues de Paris et aux carrefours les plus populeux, des poteaux en fonte qui renfermeraient deux boîtes, l'une portant l'inscription : « secours publics », l'autre : « secours contre les incendies », lesquelles boîtes renfermeraient chacune un bouton télégraphique correspondant avec le poste de police du quartier ou de l'arrondissement le plus voisin et pouvant indiquer l'endroit du poteau avertisseur. Les clefs de ces boîtes seraient déposées dans une boutique ou un magasin le plus rapproché dont l'adresse serait, du reste, inscrite au-dessus de la boîte. Chaque gardien de la paix aurait une de ces boîtes ; — 11° Au reçu du signal dans le poste de police du quartier, le chef de ce poste enverrait de suite un gardien de la paix sur le lieu de l'accident, et en même temps, avertirait par un téléphone le chef du poste central et lui indiquerait la place du poteau avertisseur ou la voiture d'ambulance devra transporter le médecin. Le médecin, arrivé près de la personne à secourir, ou bien la ferait emporter dans la voiture au poste central, si le cas était grave, ou bien lui donnerait sur place les premiers soins, sauf à la laisser s'en aller à pied ou en voiture de place, si le cas était de peu d'importance. Si le signal était reçu dans le poste central comme étant le plus voisin du poteau avertisseur, les choses se passeraient sans l'intermédiaire du poste de quartier et le médecin serait de même transporté au lieu de l'accident. L'individu arrivé à l'ambulance du poste central ou de la maison de police séjournerait pendant le nombre d'heures que le médecin jugerait convenable et après y avoir reçu des soins, s'en retournerait, soit à pied, soit en voiture, ou bien serait transporté à son domicile ou à l'hôpital sur un brancard à roues ; — 12° Si l'individu à secourir avait été amené ou transporté au poste de police du quartier, le chef du poste avertirait par le téléphone le chef du poste central d'avoir à y faire transporter la voiture d'ambulance et le médecin. Dans les cas graves, le médecin ferait transporter l'individu dans la voiture d'ambulance jusqu'au poste central où à la maison de police pour lui donner les soins nécessaires.

Ce rapport, lu dans la séance du 8 avril 1881, a été discuté après impression, le 10 juin suivant. MM. Dujardin-Beaumetz Trélat et Bourneville ont pris successivement la parole pour combattre les conclusions du rapporteur et ont insisté pour que ces ambulances soient établies dans les hôpitaux. A la suite de cette discussion, M. Dujardin-Beaumetz a proposé le contre-projet suivant qui a été adopté : 1° Adresser des remerciements à M. Nachtel ; — 2° prier M. le Préfet de police de vouloir bien s'entendre avec le directeur de l'Assistance publique, à l'effet d'établir conjointement avec lui, dans les hôpitaux les mieux appropriés à cet effet, des services d'ambulances volantes, analogues à ceux qui existent à New-York. »

M. Bourneville, après avoir insisté sur ce que nous venons de relater sommairement, concluait ainsi son rapport :

« Il conviendrait : 1° D'insister de nouveau pour diviser Paris en *circonscriptions hospitalières* ; — 2° D'établir, à titre d'essai, des ambulances analogues à celles de New-York dans les deux circonscriptions répondant à l'hôpital Saint-Antoine et à l'hôpital Lariboisière, par exemple ; — 3° D'installer dans les circonscriptions choisies des *postes avertisseurs* qui serviraient et pour les accidents (Assistance publique) et pour les incendies (Préfecture de police) ; des réseaux télégraphiques, dont disposent déjà ces deux administrations, rendraient moins coûteuse cette organisation.

Nous pensons que le fonctionnement de ces ambulances coûterait moins à Paris qu'à New-York. Si l'expérience faite dans les deux circonscriptions choisies était contraire aux prévisions de la 8e Commission, la dépense aurait été peu considérable ; si, au contraire, elle démontrait l'utilité de ces ambulances, on les généraliserait à toute la ville (1). Le principe admis, c'est à la Commission administrative, nommée par M. le préfet de Police et M. le directeur de l'Assistance publique, qu'incombera le soin d'étudier tous les détails de l'organisation des ambulances. »

La Commission administrative se mit à l'œuvre ; mais, comme toujours, les résultats se firent attendre.

Il y a quelques années, le préfet de police écrivit au préfet de la Seine la lettre suivante :

Monsieur le Préfet et cher Collègue,

Depuis 1875, un certain nombre de pavillons de secours, munis d'appareils permettant de donner presque instantanément aux noyés et aux asphyxiés tous les soins que leur état comporte, ont été établis sur le bord de la Seine ou des canaux. J'ai pensé, Monsieur et cher collègue, qu'il serait utile de faire sur la voie publique pour les blessés et malades ce qui a été fait pour les noyés.

Jusqu'à présent, lorsqu'un accident se produit sur la voie publique, les malades ou blessés sont transportés, soit dans une pharmacie, soit au poste de police. Le transport dans les pharmacies a donné lieu à des réclamations, du reste fondées, de la part de certains pharmaciens. La plupart des officines sont en effet très petites, et les malades ne sauraient trouver place ni sur un lit, ni même sur un matelas. En outre, en cas de maladies et de blessures graves, les pharmaciens ne sauraient évidemment donner tous les soins nécessaires, et souvent il n'est pas facile de rencontrer un médecin qui puisse venir sans retard auprès du malade ordonner des médicaments ou pratiquer des opérations.

Le transport au poste de police du quartier où se trouvent déposés par mon administration une boîte de secours et un brancard offrent aussi des inconvénients. Ces postes sont généralement peu aérés et le défaut d'emplacement s'oppose à ce que les soins soient donnés dans une pièce isolée du public ; cet inconvénient est surtout sensible, lorsqu'il s'agit spécialement de femmes en couches

Dans l'impossibilité de conserver les malades, pendant plusieurs heures, dans les postes de police, on les transporte au plus tôt à l'hôpital ou à leur domicile, les exposant ainsi, sans avoir reçu toujours les premiers pansements, à des refroidissements, ainsi qu'aux cahots inhérents au transport par brancards ou voitures. Si, au contraire, ces malades sont placés dans un lieu convenable, bien aéré, bien installé, la guérison d'un plus grand nombre de ces derniers pourrait être plus facilement obtenue. Je crois, Monsieur et cher collègue, qu'il serait utile d'établir sur certains points de la capitale des pavillons de secours qui, comme ceux destinés aux noyés et aux asphyxiés, pourraient recevoir dans de bonnes conditions, les malades et les blessés qui y seraient amenés. On y installerait un lit de repos, des appareils d'éclairage et de chauffage et tout le matériel de secours nécessaire (appareils à fractures et autres) ; une communication téléphonique ou télégraphique relierait chaque pavillon avec le poste de police le plus rapproché, pour la réquisition immédiate d'un médecin.

La création de ces postes spéciaux serait certainement bien accueillie par la population parisienne.

Je vous serais très obligé, Monsieur et cher collègue, de me faire connaître si vous verriez quelque inconvénient à ce que le premier de ces pavillons fût installé sur la place de la République. Les dimensions de la place semblent permettre cette construction ; d'autre part, la grande circulation des piétons et des voitures alentour justifient pleinement ce choix. Le pavillon dont il s'agit aurait une disposition analogue à celle des chalets de la Compagnie générale des Omnibus.

J'ai l'honneur de vous prier de vouloir bien me transmettre le plus tôt possible votre avis au sujet de l'installation projetée.

Agréez, etc. *Le Préfet de police.*

Le Préfet de la Seine n'ayant vu aucun inconvénient à l'établissement d'un pavillon installé sur le plateau planté entre le boulevard Saint-Martin et la rue de Bondy, près du théâtre des Folies-Dramatiques, le Préfet de police demanda au Conseil municipal un crédit de 20.000 francs pour l'installation d'un pavillon de secours.

Le crédit n'a pas encore été voté.

D'après le projet soumis par la préfecture de police au Conseil municipal, ce pavillon se composerait d'un pavillon en briques élevé de trois marches variant, suivant l'emplacement, d'une longeur de 8 mètres sur 4 de largeur, ou de 6 mètres sur 4. Il y aurait une porte, quatre fenêtres latérales, deux pièces communiquant par une porte intérieure, l'une réservée aux hommes, l'autre aux femmes ; — deux lits de repos ; — une table, une armoire, six chaises ; — un poêle à gaz, dans chaque pièce, ainsi qu'un bec de gaz ; — un appareil télégraphique communiquant avec le poste de police le plus voisin ; — des appareils de secours et de médicaments ; — un brancard ; — un robinet d'eau de la ville ; — une escouade de deux à quatre gardiens de la paix serait attachée à chaque pavillon, comme cela existe pour les pavillons de secours aux noyés.

Voici les frais complets d'installation prévus pour le pavillon de secours aux blessés proposé par la Préfecture de police.

Maçonnerie	7.221 fr.	51
Serrurerie	5.795	95
Menuiserie	1.255	60
Plomberie et couverture	2.304	12
Peinture	628	60
Mobilier	487	00
Installation télégraphique	600	00
Eau et gaz	500	00
Stores aux portes et fenêtres	100	00
	18.892 fr.	18

A cette somme, il convient d'ajouter l'achat des appareils chirurgicaux, des médicaments et du linge, dont le prix a été évalué par M. le Dr Aug. Voisin à 800 francs.

Le 25 juillet suivant, MM. Faillet, Simon Soens, Joffrin, Patenne, Brousse, Vaillant, Paulard, Chabert et Lavy faisaient au Conseil la proposition suivante :

Messieurs, au nom de plusieurs de mes collègues et au mien, j'ai l'honneur de déposer le projet de délibération suivant : — Considérant que la classe ouvrière est toujours obligée d'avoir recours aux postes de secours de police pour les accidents, maladies, survenues pendant la nuit ; Considérant en outre qu'il faut toujours au moins 2 heures avant que le malade ait le secours du médecin et que souvent celui-ci arrive trop tard ; — Considérant enfin que beaucoup d'ouvriers ou leurs enfants malades sont dans l'impossibilité de se soigner, vu le prix trop élevé des médicaments vendus dans les pharmacies et qu'à ce sujet, il importe au Conseil de veiller dans l'intérêt même de la population à ce que cet état de choses cesse. — Délibère :

« Art. 1er. — Il sera créé dans chaque quartier une pharmacie municipale et un service médical gratuit. Les accessoires, tels que brancards, linges, appareils divers, etc., seront mis aussi à la disposition des malades gratuitement ou au moins à prix de revient.

« Art. 2. — L'administration est invitée à faire le nécessaire pour que la délibération soit mise à exécution dans le plus bref délai. »

Hélas ! tous ces projets ne reçurent aucune application. Seul M. Nachtel, grâce à l'initiative privée dont il sut habilement se servir, réussit à organiser à l'hôpital Saint-Louis, en pleine assistance publique, un service d'ambulances urbaines inauguré le 1er juin 1888 et sur lequel nous avons donné des détails dans le *Progrès Médical* de cette même année (1). L'impression produite par ce nou-

---

(1) Quelque temps auparavant, M. Nachtel avait encore insisté auprès du Conseil auquel il avait adressé une lettre lithographiée ainsi conçue : « *A Monsieur le Président et Messieurs les Membres de la 8e Commission du budget au Conseil municipal de Paris.* — J'ai l'honneur de vous remettre une note complémentaire concernant le projet d'établissement d'Ambulances Urbaines dans la ville de Paris, projet que j'ai soumis au Conseil municipal dans les premiers mois de l'année 1881. Il y a environ 17 mois, j'ai été convoqué par monsieur le docteur Dujardin-Beaumetz, rapporteur du Conseil de salubrité de la Seine, pour fournir des explications sur le rapport de monsieur le docteur Voisin, chargé par monsieur le Préfet de police de l'examen de mon projet.

Monsieur le docteur Voisin concluait à son adoption, mais en demandant l'installation de postes spéciaux, qui auraient entraîné des complications considérables et des dépenses énormes, ce qui fut, selon moi, la cause unique du rejet du projet par le Conseil d'hygiène. Je viens, à mon retour en France, après une absence de 16 mois, d'apprendre par la Préfecture de police, que celle-ci avait demandé au Conseil municipal un service spécial de 300 agents, pour la garde des poteaux avertisseurs destinés à donner l'alarme ou à demander du secours. Ce service, calculé à raison de 1,500 francs d'appointements par homme, non compris les frais d'habillement, représentait une dépense minimum annuelle de 450,000 francs. Aussi le Conseil municipal en repoussa-t-il la demande.

Pénétré de la nécessité absolue pour la ville de Paris, d'être dotée de l'institution d'ambulances, telle que l'Académie de médecine, sur ma proposition du 30 novembre 1880, m'a fait l'honneur de la recommander, je me suis préoccupé des moyens propres à remédier aux inconvénients que mon projet avait fait naître, tant au point de vue des complications qu'il paraissait entraîner qu'à celui des grosses dépenses qu'il semblait nécessiter. J'ai pensé qu'on pourrait avec avantage remplacer la création des poteaux avertis-

veau service arrêta quelque peu le travail de la commission et dès le 7 décembre 1888, M. Georges Berry présentait, au nom de la 5e Commission du Conseil municipal, un rapport sur une pétition du Comité de l'œuvre des ambulances urbaines demandant une subvention de 5,000 francs et de plus l'allocation d'une somme de 75,000 francs pour établir à l'hôpital Beaujon un second service d'ambulances

---

seurs, entraînant un service de gardiens nombreux et coûteux, par l'installation pure et simple de la boîte d'avertissement dans des maisons particulières choisies aux endroits convenables dans les divers quartiers. Une lanterne ou tout autre signe indicateur désignerait ces maisons au public. On choisirait de préférence les hôtels dont les propriétaires, je puis l'affirmer, se prêteraient volontiers à une semblable installation. Un certain nombre d'entre eux, à qui j'en ai parlé, notamment MM. Chauchard, du Grand-Hôtel du Louvre, Leguay de l'Hôtel Continental, les propriétaires du Splendide Hôtel, du Chatham Hôtel et plusieurs autres, se sont déjà mis entièrement à ma disposition.

Pour les maisons particulières, la garde de la boîte d'avertissement pourrait être confiée aux concierges. La plupart des accidents se produisant dans la journée, ne donneraient lieu pour eux qu'à un très petit dérangement ; mais les accidents de nuit seuls occasionneraient aux gardiens des boîtes d'avertissement un dérangement un peu plus sérieux, et, il n'est pas douteux qu'en leur allouant une légère rémunération, cent francs par an par exemple, les concierges se montrent très disposés à répondre aux exigences de ce nouveau service.

En admettant l'installation de 300 postes particuliers qui viendraient s'ajouter aux 80 postes dont l'organisation est déjà décidée par la Préfecture de police, un service suffisant pour la ville de Paris serait ainsi créé et la dépense totale n'excéderait pas 30,000 francs, au lieu du chiffre énorme précédemment cité. Peut-être même, si l'on établissait les postes d'avertisseurs chez les pharmaciens où la population parisienne a déjà l'habitude de transporter les malades et les blessés, les frais de surveillance se trouveraient complètement supprimés.

J'ajouterai que l'utilité de l'institution que je préconise est bien comprise à l'étranger. Ainsi, pendant qu'à Paris mon projet, accepté en principe par l'Académie de médecine, était mis à l'étude au Conseil municipal, la ville de Londres, moins d'un an après sa présentation à Paris, s'en emparait et s'empressait de le mettre à exécution. Les dons affluèrent aussitôt et aujourd'hui, grâce aux efforts purement privés des philanthropes, l'institution fonctionne déjà dans quelques hôpitaux de la ville.

En résumé, l'organisation du service des ambulances volantes, telle que la comporte actuellement mon projet, nécessite, en outre des 380 postes dont il vient d'être parlé :

Dans chacun des six ou sept principaux hôpitaux choisis dans les différents quartiers de Paris : 2 médecins ou internes constamment disponibles ; 2 voitures à brancards, conformes au modèle que j'ai eu l'honneur de soumettre au Conseil municipal avant mon

urbaines en prévision de l'exposition. Seuls, heureusement, les 5,000 francs furent votés.

A cette époque, une nouvelle société rivale, celle des *Kiosques d'ambulance* était en formation, et elle aussi, avait réclamé l'appui pécuniaire du conseil. M. le Dr Le Roy de Méricourt, délégué par le Comité des Ambulances urbaines, ému de cette nouvelle concurrence, adressa alors, le 20 décembre, au Conseil municipal une lettre dans laquelle il exposait que cette société «*intempestive*» venait de demander l'installation gratuite sur la voie publique de kiosques d'ambulances internationales avec publicité. Il racontait que des offres de fusion avaient été faites par la nouvelle société avec celle des ambulances urbaines, offres repoussées par cette dernière, voulant conserver à son institution *son caractère charitable*, et exempt de toute spéculation. Il faisait surtout appel auprès du Conseil sur le danger qu'il y aurait de confier le soin d'établir un service médical aussi important à une société financière qui pouvait très bien ne pas voir ses espérances se réaliser et qui, disparaissant faute de ressources, laisserait à la Ville de Paris des charges importantes.

M. Le Roy de Méricourt insistait également sur l'encombrement produit par les kiosques, impossibles d'après lui, à établir dans certaines rues ; en outre, disait-il, le public ne se servirait pas de ces kiosques ; il aime mieux aller directement chez le pharmacien. Il espérait également que, dans un avenir prochain, la Société des ambulances urbaines pourrait créer cinq centres nouveaux. Enfin il terminait en demandant aide et appui au Conseil, et repoussait l'installation des kiosques.

Nous avons à ce moment rendu justice à l'œuvre des Ambulances urbaines, mais nous écrivions alors, comme nous l'avions déja fait lors de la cérémonie d'inauguration de ces ambulances à l'Opéra (1), les lignes suivantes :

« Pour nous, tout en rendant justice à la Société des Ambulances urbaines et ne prenant aucun parti ni pour ni contre la so-

---

départ pour l'Amérique, avec le matériel nécessaire à un premier pansement ; 2 chevaux avec leurs accessoires. Les hôpitaux choisis devraient être en communications télégraphiques ou téléphoniques, soit avec chacun des postes avertisseurs, soit avec un bureau central où convergeraient tous les signaux. »

Henri NACHTEL.

(1) *Progrès médical*, 1888, 1er semestre, p. 458.

ciété des kiosques, qui elle aussi aurait ses voitures de transport, nous regrettons vivement que la Ville de Paris, comme celle de New-York, n'ait pas pris en main le service complet des secours publics, intimement lié avec le service hospitalier et régi par l'Administration de l'Assistance publique assistée de la Préfecture de police. C'est ce qu'avait demandé jadis M. le Dr Nachtel. Il est regrettable qu'il n'en soit pas ainsi, comme le disait M. Bourneville dans son rapport cité plus haut. On aurait évité ainsi des conflits qui peuvent se renouveler à chaque instant. Il nous semble que la Ville, et il en serait encore temps aujourd'hui, devrait prendre en main ce service, le continuer et le généraliser. Une œuvre de charité ne se vend pas ; l'honneur de l'avoir fondé est suffisant et les organisateurs dévoués du Comité des ambulances urbaines ne pourraient qu'être fiers de voir continuer leur œuvre par le Conseil municipal de Paris. »

On verra dans les chapitres suivants comment les choses se modifièrent et les résultats obtenus.

II

L'Assistance publique et les ambulances urbaines. — Nouveau rapport au Conseil. — Les ambulances de Bruxelles.

Le 1er mars 1890, M. Georges Berry, dans un nouveau rapport, demandait à l'administration *de fournir à bref délai au Conseil une étude sur la création d'un service d'ambulances urbaines à l'hôpital Beaujon et sur le coût de cette opération.* Voici ce qui lui avait été répondu quelques jours auparavant par M. Derouin, secrétaire général de l'Assistance publique :

Paris, le 11 février 1890. — Par lettre en date du 4 février, vous avez bien voulu me demander de vous faire remettre les conclusions de l'Administration sur l'installation d'un poste d'ambulances urbaines à l'hôpital Beaujon.

L'Administration, vous le savez, n'a été saisie qu'officieusement de la question. Pour être en mesure de donner à la 5e Commission les renseignements dont elle avait besoin, M. le Directeur a fait néanmoins procéder à une étude, de laquelle il résulterait que, si l'installation dont il s'agit ne rencontrait pas d'impossibilité matérielle, elle serait néanmoins une cause de gêne, sinon d'empêchement, pour les nouveaux services projetés à Beaujon (étuve à désinfection pour l'hôpital et le public, service des morts, service de bains externes, maternité, etc.).

Mais, je crois devoir le répéter, ce n'est là que le résultat d'une étude officieuse. M. le Directeur ne saurait donner ses conclusions dans cette affaire qu'après avoir pris l'avis de son Conseil de surveillance. Or, pour provoquer cet avis, il aurait besoin d'être lui-même saisi officiellement de la question, soit par un vœu ou une délibération du Conseil municipal, soit par une demande de M. le Préfet de la Seine.

J'ai l'espérance qu'après avoir pris communication du travail de notre architecte, la Commission renoncera à son projet d'une installation d'ambulance municipale à l'hôpital Beaujon.

Agréez, etc. *Le secrétaire général,* Derouin.

Le 1er mai 1890, le Conseil de surveillance de l'Assistance publique fut saisi du mémoire de l'administration. Ce mémoire concluait que sans nuire aux services de l'hôpital

Beaujon, on pouvait accorder à l'œuvre des ambulances urbaines un terrain de 240 mètres dans ce dernier établissement, moyennant consentement par la ville de Paris d'un bail de 18 années de l'emplacement indiqué et avec un prix de loyer en prenant pour base l'intérêt à 5 0/0 de la valeur actuelle du terrain en façade sur la rue de Courcelles, estimé à 400 fr. le mètre, soit pour 240 mètres 4,800 fr. par an. Enfin, l'administration serait tenue à faire paver en bois la partie de la rue de Courcelles, située au droit de l'hôpital Beaujon, ainsi que la cour de station d'ambulances projetées. Sous ces conditions, l'administration émettait un vœu favorable.

M. Millard, rapporteur, s'oppose très énergiquement dans cette séance aux vues de l'Administration et invite le conseil à émettre un vote défavorable sur l'installation d'un poste d'ambulances urbaines à Beaujon, exprimant le regret que l'administration ait accordé à la Société privée des ambulances urbaines à l'hôpital Saint-Louis la permission d'y installer son premier poste, laissant ainsi prendre un pied chez elle. Nous laissons du reste la parole à M. Millard en citant les principaux passages de son rapport :

« Après avoir pris domicile à Saint-Louis dans une vieille baraque qui lui a été concédée, croyons-nous, à titre purement gracieux, la Société des Ambulances urbaines n'a pas hésité à se couvrir du manteau de l'Assistance publique, à inscrire en tête de ses feuilles de transport le nom de l'Administration, comme en fait foi le spécimen ci-joint, et à faire peindre en grosses lettres sur ses voitures celui de l'hôpital Saint-Louis. Grâce à cette estampille officielle, elle est arrivée à donner le change à tout le monde, et à faire croire qu'elle était une auxiliaire attitrée de l'Assistance publique, au lieu d'être purement et simplement sa locataire et son obligée. Les deux étudiants en médecine chargés des transports ont été pris par la population, qui s'écarte devant eux avec respect, pour des élèves titulaires, internes ou externes de nos hôpitaux quand en réalité ils n'ont aucun lien avec eux. Grâce au savoir-faire de son fondateur, elle a su, à coups de réclame de tout genre, dans la grande comme dans la petite presse, mettre en valeur les services incontestables (quoiqu'un peu surfaits) qu'elle rend à la population parisienne, et recruter des adhérents et des patrons jusque dans les plus hauts rangs de la société et même parmi les ambassadeurs étrangers. Elle a même réussi tout dernièrement à attirer à ses séances, nous allions dire à ses représentations, jusqu'à des membres du gouvernement. Afin de prendre plus d'extension (l'appétit, on le sait, vient en mangeant), elle s'est mise à viser d'autres hôpitaux pour y établir de nouveaux postes d'ambulance, et notamment Beaujon. Si ce qu'on nous a dit est vrai, elle aurait commandé, depuis plusieurs mois déjà, chez le carrossier, une voiture neuve qui porte le nom d'Ambulances urbaines de l'hôpital Beaujon. Elle a cru réussir en s'adressant directement au Conseil Municipal, et, comme nous l'a appris le rapporteur de la 5e Commission dans la séance du 5 mars dernier, elle a offert au Conseil de se charger, moyennant une large rétribution, d'installations multiples d'Ambulances urbaines dans nos Établissements hospitaliers. Mais le Conseil, par des raisons sur lesquelles M. G. Berry n'a pas cru devoir insister, a répondu qu'il préférait faire ses affaires lui-même et organiser le service à sa façon. Si on lit avec attention la discussion qui a précédé la délibération du 5 mars, on voit que certains conseillers municipaux semblent disposés à assimiler les ambulances urbaines à une forme nouvelle des Services hospitaliers, et en réclament à l'envi pour l'hôpital de leur quartier. »

M. Millard fait ensuite la critique du système de voiture employée par les Ambulances Urbaines qui ne convient pas pour certains traumatismes graves et dont les secousses sont pénibles même pour les gens bien portants. D'après lui, le service des secours publics doit être organisé ainsi :

1° Le Service des ambulances urbaines n'est pas, à proprement parler, un service de l'Assistance publique, mais ressort avant tout de la Police municipale. C'est cette dernière qui est chargée de parer aux accidents survenus sur la voie publique ou dans les lieux publics ; quant à nous, Assistance, nous n'avons pas à aller chercher au dehors les blessés ou les malades ; nous avons pour unique devoir de les accueillir et de les soigner quand on nous les amène.

2° Il n'est pas absolument nécessaire, comme on semble le croire, que les postes d'Ambulances soient placés dans le périmètre ou au voisinage immédiat d'un hôpital, puisque très fréquemment les malades ou les blessés assistés sur la voie publique doivent être reconduits à leur domicile, qui est parfois à une grande distance. Tout au plus pourrait-on demander que ces postes ne fussent pas trop éloignés d'un hôpital ;

3° En tout cas, ils ne devraient jamais être placés dans l'intérieur même de l'Établissement ; ils exposeraient à des inconvénients que l'expérience de Saint-Louis a permis déjà de constater. Le va-et-vient des voitures qui roulent avec fracas à toute heure de jour et de nuit avec leur timbre avertisseur sont denature à troubler le repos de tout le monde, des malades et des employés, et constituent une gêne pour le Service intérieur. En outre, le contact de deux personnels relevant de deux

Administrations distinctes ne peut être qu'une source de difficultés. La nécessité d'une séparation absolue entre les deux services s'impose donc.

M. Millard conclut, au nom de la commission, au rejet absolu du mémoire de l'administration. Malgré une juste observation de M. Goupy faisant observer qu'il n'y avait aucune nécessité d'établir une station d'ambulance urbaine à l'hôpital Beaujon, la ville pouvant trouver à meilleur marché un terrain dans le voisinage, M. Peyron, directeur de l'Assistance publique, défendit le projet de l'administration, sous prétexte que la Ville, désirant créer un service d'ambulances urbaines fonctionnant à côté des services privés existant déjà, devait faciliter la réalisation de cette entreprise. Malgré cela, le conseil vota les conclusions de la commission. (1)

Au Conseil municipal M. Berry renouvela sa proposition dans la séance du 5 juin 1890. Dans la discussion à laquelle prirent part MM. Peyron, Strauss, Berry, Vaillant et Navarre, il fut décidé que la question serait de nouveau renvoyée à la 3e commission pour une étude complémentaire. Le travail de la commission fut tout différent des précédents et cette fois, dans son rapport, M. G. Berry abandonna complètement le projet coûteux d'installation de nouveaux postes d'ambulances. Grâce à des renseignements très précieux donnés à la délégation de la commission envoyée en Belgique, par M. Janssens, le savant directeur du bureau d'hygiène de Bruxelles, voici les prin-

(1) Il est assez curieux de rappeler ici le procès-verbal de la séance du *Conseil de surveillance de l'Assistance publique* du 17 avril 1890, que nous joignons à dessein aux conclusions de M. Millard présentées postérieurement :

« Hôpital Saint-Louis. — *Les ambulances urbaines.* M. le Président Felix Voisin fait connaître que, sur l'invitation de M. le Directeur de l'Assistance et de l'hygiène publiques et de M. Nachtel, il s'est rendu à l'hôpital Saint-Louis, où, en présence de M. le Ministre de l'Intérieur, il a été procédé à des expériences sur le fonctionnement des ambulances urbaines.

« M. Lannelongue exprime le regret que des personnes de nationalité étrangère soient autorisées à user des Établissements hospitaliers de l'Assistance publique pour le fonctionnement des services d'un caractère essentiellement privé.

« M. le Directeur informe le Conseil qu'aujourd'hui même il sera saisi d'une demande d'autorisation par la Ville de Paris d'installer un service d'ambulances urbaines à l'hôpital Beaujon. »

cipales conclusions de l'intéressant rapport de M. Berry à ce sujet :

« Ce service comprend, pour une population de 500.000 âmes, 11 postes de secours où est déposé un chariot léger à ressort et à bandages de roues en caoutchouc sur lequel s'adapte un brancard-hamac qui, d'une grande légèreté, peut se monter et se démonter rapidement et doit servir à porter le blessé au poste de secours ou à l'hôpital.

« J'ajoute qu'un lit, complètement garni et trouvant place sur le chariot, peut servir de civière pour le transport des victimes. Enfin, une boîte de secours de petit volume et contenant tous les objets indispensables en cas d'accident s'adapte au chariot, qui est très facilement manœuvré par un seul homme. La construction de cette voiture ne coûte pas 800 francs. Aussi, votre 5e Commission a-t-elle pensé qu'il serait bon d'en faire l'essai à Paris, dans quelques postes de police où l'on trouvera toujours des gardiens de la paix pour requérir un commissionnaire ou, au besoin, dans certains cas, pour traîner eux-mêmes la voiture de secours.

« Un médecin, voisin du lieu de l'accident, et inscrit au bureau de bienfaisance, sera requis, et le malade immédiatement pansé sera conduit sans secousse et sans bruit à l'hôpital ou à son domicile. Plusieurs objections ont été faites à ce système. On a prétendu notamment que ces secours seraient trop longs à arriver. C'est là une erreur. Car il est évident que plus nous multiplierons les postes de secours, plus vite ces secours seront portés aux blessés ; et, pour multiplier ces postes, il faut réduire autant que possible les frais d'installation. Et si, par exemple, nous disposions des 60,000 francs que nécessiterait la création d'une seule ambulance urbaine desservant environ un dixième de Paris, nous pourrions placer nos voitures dans soixante-quinze postes, et porter ainsi, dans tout Paris, des secours aussi prompts qu'avec des voitures et des chevaux coûtant très cher et peu favorables aux économies budgétaires. C'est pourquoi, pour toutes ces considérations, j'ai l'honneur, au nom de la Commission de l'Assistance publique, de vous proposer le projet de délibération suivant :

« Article premier. — Il sera installé, à titre d'essai, dans dix postes de police qui seront désignés par la Commission de l'Assistance publique, d'accord avec l'Administration, un service de voitures de secours sur le modèle des chariots organisés par le bureau d'hygiène de Bruxelles.

« Art. 2. — Pour l'établissement de ce service, un crédit de 9,000 francs sera prélevé sur le chapitre de la réserve. »

Nous approuvons complètement les travaux de la délégation envoyée en Belgique et nous y applaudissons volontiers. Le service des secours publics de cette ville fonctionne très bien. Nous avons eu l'honneur de recevoir, à cet effet, des renseignements très complets de l'honorable M. Buls, bourgmestre de Bruxelles, qui, il l'a prouvé à Marseille ces jours-ci, est non seulement un homme capable et dévoué pour son pays, mais encore un bon ami de la France. Nous tenons ici à le remercier de la haute marque de sympathie dont il a bien voulu honorer un des membres les plus modestes de la *Policlinique de Paris*.

Mais, pourquoi le Conseil municipal de Paris, après l'envoi de sa délégation à Bruxelles, a-t-il chargé deux membres de l'Association des ouvriers en voitures de se rendre à Bruxelles pour étudier le mode des brancards employés dans cette ville ? Cette Association vient d'en livrer dernièrement dix à l'administration. Nous ne savons combien a coûté au Conseil le voyage des deux délégués, mais nous tenons à constater avec la plus loyale impartialité que ce voyage était tout à fait inutile, car nous nous rappelons que lors des Congrès internationaux d'Assistance publique et d'hygiène publique en 1889, nous avons vu, avec nombre de nos amis, français et étrangers, plusieurs de ces mêmes brancards achetés en Belgique, dans les postes de police de Paris. La somme inutile dépensée à envoyer ces délégués aurait pu être utilement utilisée pour la construction de quelques-uns de ces brancards dont le modèle existait à Paris et dont le besoin se fait si vivement sentir.

III

Les différents brancards employés par la Préfecture de police. — Voitures pour le transport des contagieux. — Les ambulances municipales. — Les pavillons de secours aux noyés.

Tout le monde a pu voir en 1889 la curieuse et intéressante exposition organisée par la Préfecture de police tant à l'Esplanade des Invalides qu'au Champ de Mars. Si, au point de vue de la boîte à pansements inutile et encombrante, presque rien n'a été changé (1), il n'en a pas été de même des brancards dont plusieurs modèles y compris le chariot belge décrit dans le rapport de M. Georges Berry, ont été essayés avec succès, mais n'ont malheureusement pas été assez multipliés dans les postes. Voici les principaux types de brancards employés par la Préfecture.

1° Le *brancard à bras*, construit sur les données de M. Marc père, directeur des secours publics. Il est en usage depuis longtemps dans tous les postes et commissariats de

---

(1) Voici, d'après l'instruction du 8 mars 1872 du Conseil d'hygiène et de salubrité, la composition de cette boîte : 1° Une paire de ciseaux de seize centimètres de long à pointes mousses ; — 2° Cinq coussins de balle d'avoine (deux longs pour la cuisse et trois plus courts pour la jambe) ; — 3° Deux attelles pour fractures de cuisse ; — 4° Deux attelles pour fractures d'avant-bras ; — 5° Trois attelles pour fractures de jambe ; — 6° Trois attelles pour fractures de bras ; — 7° Deux pièces de toile pour drap fanon, pour cuisse et pour jambe ; — 8° Une pièce de ruban de fil écru ; — 9° Une cuvette en fer étamé ; — 10° Une éponge et son enveloppe en taffetas gommé ; une ouate ; — 11° Etui renfermant épingles, aiguilles ; — 12° Quatre grands flacons contenant : alcool vulnéraire, alcool camphré, acétate de plomb liquide, perchlorure ; — 13° Quatre petits flacons contenant : éther, acétate d'ammoniaque liquide, teinture d'arnica, alcool de mélisse ; — 14° Bandes ; — 15° Compresses ; — 16° Charpie ; — 17° Sparadrap dans un étui en fer-blanc ; — 18° Gobelet d'étain ; — 19° Cuiller en fer étamé ; — 20° Palette graduée pour la saignée ; — 21° Agaric de chêne ; — 22° Une boîte de sinapismes en feuilles ; — 23° Taffetas d'Angleterre ; — 24° Un appareil de Scultet ; — 25° Une pince à couper les épingles.

police et dans un certain nombre de postes de sapeurs-pompiers et de la garde républicaine, d'octroi, d'éclusiers et de cimetières, le brancard a 3 m. 12 de longueur et 0 m. 36 de largeur ; son poids est de 25 kilogs. Il se compose de deux pièces de bois horizontales, une pièce de bois fixée aux deux extrémités du brancard et attachées par une charnière. Cette pièce se brise par le milieu en deux parties égales jointes ensemble par une charnière. Un crochet maintient cette charnière lorsque le brancard doit être ouvert. Au moyen de ces brisures, le brancard se replie sur lui-même. Quatre montants en bois sont destinés à recevoir à leur partie supérieure une toile de tente abri ; la partie inférieure forme les quatre pieds du brancard. Une toile cirée rembourrée forme matelas et relie les deux pièces de bois horizontales et s'élève par une disposition spéciale à une extrémité du brancard pour former orciller. C'est sur ce matelas que repose le malade. Chaque brancard est muni d'une couverture et de deux bretelles.

2° Le *brancard Pohl*. Il mesure 2 m. 50 de long. sur 0 m. 65 de large. Les montants en bois de frêne sont repliés par trois traverses en bois. Les pieds sont au nombre de six, dont quatre seulement, ceux des extrémités, reposent à terre et ont 0 m. 40 d'élévation. A 0 m. 15 au-dessous des montants, quatre tiges en fer relient les deux pieds du centre aux quatre pieds extrêmes et les maintiennent fixés lorsque le brancard est tendu. Deux autres tringles de fer, de forme demi-circulaire, munies chacune d'un bouton à leur point supérieur supportent la toile abri. Le brancard se replie en trois parties. Pour le replier, on a soin de le renverser complètement ; puis on ramène les unes vers les autres les quatre poignées, sur lesquelles reposera dorénavant le brancard replié. Dans cette position, il mesure 1 m. 17 de hauteur. Les deux tringles de la tente abri, ainsi que les quatre pieds extrêmes, se sont rabattus sur la toile du fond. Cette toile est maintenue dans sa longueur sur les deux montants du brancard par une forte corde passant par 16 œillères, et possède à son extrémité des lanières en cuir pour lui donner plus de résistance. La tête du malade repose sur un coussin mobile.

3° Le *fauteuil brancard*, également à bras et recommandable par sa légèreté. Son poids est de 10 kilogs seulement. Sa hauteur totale est de 1 m. 44 ; sa largeur, de 0 m. 61. Ce brancard consiste en un cadre en bois dur, ayant la forme rectangulaire, dans lequel se trouve un dossier à crémaillère auquel on peut donner toutes les positions nécessaires au blessé. Le brancard peut être porté à deux ou à quatre. Dans le premier cas, un porteur fait face au malade et celui qui ouvre la marche lui tourne le dos ; dans le deuxième cas, chaque porteur se place derrière un levier, deux à droite et deux à gauche du brancard. Etant plié, cet appareil n'exige pas beaucoup de place.

4° Le *brancard Dutheil.* Il se compose de deux parties distinctes : l'une est une litière en osier munie de poignées ; l'autre est un train de roues fixées sur un châssis en bois. L'appareil a une longueur de deux mètres, une largeur de 0 m. 76. Le panier pèse 28 kilogs ; la hauteur du châssis au-dessus du sol est de 0 m. 30. Les ressorts sont doux et les cercles des roues sont garnis de caoutchouc. Le panier s'enlève facilement et est replacé avec la même facilité. Cette litière est garnie à l'intérieur de moleskine qui permet le lavage et la désinfection. Une capote reversible et une bâche recouvrent entièrement la voiture.

5° Le *brancard Jean et Breteau.* Il est également formé, comme le précédent, de deux parties : le train et le brancard. Le train est formé de deux arceaux en fer, dont chaque extrémité est terminée par une fourche destinée à recevoir les deux montants horizontaux du brancard, les arceaux reposent sur deux ressorts, montés eux-mêmes sur un essieu auquel s'adaptent deux roues. Les poignées du brancard servent à diriger l'appareil. Les dimensions sont : longueur totale : 2 m. 58 ; largeur : 1 m. 14 ; élévation au-dessus du sol prise à la fourche : 0,90.

6° Le *brancard Lefèbre.* Il se compose : 1° d'un brancard d'hôpital à pieds et à bras, 2° d'un cadre en bois de hêtre, suspendu sur un train à deux roues, par le moyen de deux longs ressorts à boudins et de deux coulisseaux en fer, vissés sur deux échantignoles reliées au cadre par des boulons ou des écrous à oreille. Les ressorts à boudins sont fixés d'une part à l'extrémité du cadre, et d'autre part, sont accrochés à l'essieu. Les coulisseaux embrassent l'essieu et ils se meuvent conformément à sa direction. Quatre ressorts en acier sont fixés aux angles du cadre et ils sont reliés deux à deux par des tringles doubles en fer sur lesquelles on dépose le brancard qui se trouve ainsi doublement suspendu. Le brancard peut être facilement démonté.

Ses dimensions sont : longueur du cadre, 0 m. 70 ; voie, 0 m. 97 ; diamètre des roues, 0 m. 94 ; poids total, 72 kilogs 500.

7° On emploie également le brancard *Gril aîné*. C'est une petite voiture d'ambulance, du poids brut de 140 kilog. qui se compose : d'un cadre en bois, dont les deux branches principales sont reliées par des traverses coudées en fer. Ces branches principales sont munies, dans toute leur longueur, d'une rainure en coulisse, dans laquelle glisse, au moyen de galets en caoutchouc durci, un petit chariot. Ce chariot, composé de deux triangles en acier, reliées entre elles, reçoit, dans leur intervalle, les deux pieds de devant du brancard et permet à un homme de faire parcourir, sans effort, à ce brancard chargé d'un blessé, toute la coure que donnent les glissières. En avant et en arrière de la voiture, un coffre en bois est destiné à recevoir les médicaments et autres objets de secours. Le coffre d'arrière sert de support aux pieds de derrière du brancard et le maintient dans une position horizontale et fixe, lorsque celui-ci a été poussé jusqu'au bout de la course du chariot. Chacune des traverses extrêmes reliant les deux branches principales se termine par deux crosses verticales. Le bout de ces crosses forme un anneau ovale. Dans cet anneau joue une menotte en fer, à laquelle est fixée une passe en cuir, destinée à recevoir une des poignées du brancard. Grâce à cette double articulation on obtient une suspension amortissant toute secousse.

Cette disposition permet de faire la manœuvre du chargement du blessé en deux temps, pour ainsi dire indépendants l'un de l'autre : — 1er *Temps*. Les pieds d'avant du brancard sont placés dans le petit chariot, poussés jusqu'à l'extrémité du cadre. Les pieds de derrière du brancard viennent s'appuyer sur le plateau du coffre d'arrière. — 2me *Temps*. On place successivement dans chacune des passes de cuir les bras du brancard correspondant. Le brancard se trouve suspendu. Ce second temps se fait sans hâte, toute la charge étant supportée normalement par la voiture. A la rigueur un seul homme pourrait opérer le second temps.

Les deux branches principales sont montées sur deux ressorts à rouleaux à quatre feuilles, mesurant 1 m. 22 de longueur. L'essieu à graisse est coudé, ce qui permet d'avoir des roues d'un grand diamètre, 1 m. 23, rendant la traction plus légère ; d'abaisser le centre de gravité pour assurer les conditions de stabilité nécessaires ; enfin de placer la glissière et son chariot à 0 m. 78 d'élévation au-dessus du sol, hauteur la plus convenable pour les différentes manœuvres du brancard.

Sous le coffre d'arrière se trouve une chambrière double à pivot. Ses deux arrêtoirs formant équerre sont maintenus immobiles par un tourniquet et la fixent ainsi, soit dans la position horizontale, soit dans la position verticale. Sous le coffre de devant la chambrière unique est fixe : elle porte une coulisse qui permet de l'allonger ou de la raccourcir à volonté. Grâce à ce système on immobilise absolument la voiture, sans caler les roues, quelle que soit la disposition du terrain Deux traverses mobiles fixées sur les branches principales servent d'accotoir au blessé. Les brancards à bras de la voiture, qui peuvent recevoir à leur extrémité une barre transversale pour conduire à 2 ou 3 hommes de front, sont fixés au cadre par une articulation à pivot et reliés entre eux par un ressort qui, en supprimant la solidarité avec le corps de la voiture elle-même, amortit d'autant les secousses données par la traction. Avec le même mode d'articulation, la voiture reçoit deux brancards destinés à un cheval.

Une tente mobile, en toile à voile, dont les quatre supports s'adaptent aux petites douilles fixées sur les branches principales, vient protéger le blessé ; l'armature se compose de 4 montants articulés et maintenus transversalement deux à deux par un tourniquet fixé à une traverse longitudinale formant l'axe supérieur de la voûte. Cette traverse porte de chaque côté une série de boucles et de contre-sanglons qui permettent d'appliquer contre elle les rideaux roulés. Une lanterne à main est fixée sur le côté gauche de la voiture. Cette voiture peut recevoir toutes les sortes de brancards et semble très pratique.

Tels sont les principaux types de brancard employés par la Préfecture de police.

Actuellement, la Préfecture de police possède dans ses différents postes de secours un certain nombre de brancards servant au transport des blessés ou malades sur la voie publique dont voici le tableau :

Etat numérique des brancards déposés dans les différents postes de secours de Paris.

Arrondissements	Postes de police		Commissariats		Postes militaires		Pavillons de secours		Cimetières		Octrois		Refuges de nuits	
	à bras.	à roues.	à bras.	à roues.	à bras.	à roues.	à bras.	à roues.	à bras.	à roues.	à bras.	à roues.	à bras	à roues.
Ier	5	»	4	»	4	»	»	»	»	»	»	»	»	»
IIe	4	1	5	»	1	»	»	»	»	»	»	»	»	»
IIIe	4	1	4	»	»	»	»	»	»	»	»	»	»	»
IVe	6	1	4	»	5	»	»	»	»	»	»	»	»	»
Ve	5	1	4	»	2	»	»	»	»	»	»	1	1	»
VIe	4	1	4	»	3	»	»	»	»	»	»	»	»	»
VIIe	4	»	4	»	»	»	2	»	»	»	1	»	»	»
VIIIe	4	»	4	»	2	»	»	»	»	»	»	»	»	»
IXe	4	1	4	»	1	»	»	»	»	»	»	»	»	»
Xe	5	1	4	»	2	»	4	»	»	»	»	»	1	»
XIe	4	»	4	»	»	»	»	»	»	»	»	»	»	»
XIIe	4	2	3	1	»	»	3	»	1	»	1	»	»	»
XIIIe	5	1	3	»	2	»	»	»	»	»	»	»	»	»
XIVe	4	»	3	»	»	»	»	»	»	»	»	»	»	»
XVe	4	1	4	»	2	»	1	»	»	»	»	»	»	»
XVIe	4	1	3	»	3	»	1	»	»	»	»	»	»	»
XVIIe	4	1	4	»	»	»	»	»	»	»	»	»	»	»
XVIIIe	4	»	4	»	»	»	»	»	»	»	»	»	»	»
XIXe	4	1	4	»	3	»	7	»	»	»	2	»	»	»
XXe	4	1	3	»	1	»	»	»	»	»	»	»	»	»
Totaux	86	15	76	1	31	»	18	»	»	»	4	1	2	»

Soit : brancards à bras, 229 ; brancards à roues, 17. Total 246 brancards plus les dix nouveaux brancards belges offerts par le Conseil municipal. Il en existe également dans les commissariats de police de la banlieue de Paris.

Les brancards des postes de Paris ont servi à transporter en 1890 ; 486 hommes et 302 femmes, soit : 788 personnes malades ou blessées sur la voie publique.

Cette administration dispose également de voitures de transport pour les malades atteints de maladies contagieuses. C'est le *Conseil d'hygiène et de salubrité* qui, en 1881, créa ce poste de voitures pour le transport des contagieux. Ces voitures sont remisées à l'Hôtel-Dieu, à proximité de la préfecture de police.

Ce sont de petits omnibus de 2 mètres de long sur 1 m. 20 de large et 1 m. 20 de hauteur, pouvant à volonté contenir quatre places ou recevoir un lit de sangle. Ce lit, que l'on fait pénétrer jusqu'au fond de la voiture en le faisant rouler sur des rails, peut être suspendu en hamac. Ces voitures sont chauffées au moyen de charbon de Paris, mais avec dégagement extérieur du gaz de la combustion. La voiture est aussi basse que possible et s'ouvre par derrière à deux battants ; elle a quatre roues. Il en existe de deux modèles différant peu l'un de l'autre. Le modèle Jean et Breteau coûte 2,500 francs ; celui de la Société coopérative des ouvriers en voiture revient à 3,000 francs. Ces prix sont beaucoup trop élevés et les voitures sont beaucoup trop lourdes. Il serait bon d'y remédier. L'administration possède 6 voitures. Deux sont constamment remisées à l'Hôtel-Dieu et toujours prêtes à partir au moindre appel télégraphique. Lorsqu'une demande de transport à l'hôpital est adressée aux commissaires de police, ceux-ci font remettre un certificat médical constatant la nature de la maladie et adressent aussitôt un télégramme au préfet, mentionnant le nom et la demeure des malades. L'administration de l'Assistance publique ayant indiqué ensuite à quel hôpital le transport pourra être effectué, la voiture se dirige aussitôt vers le domicile du malade. Les intéressés sont prévenus qu'ils doivent se tenir prêts à faire monter le malade dans la voiture dès qu'elle sera arrivée à destination. Un parent ou un ami peut prendre place sur le siège, près du cocher.

Aussitôt le malade déposé à l'hôpital, le cocher doit immédiatement opérer la désinfection de sa voiture. Pour cela, il projette dans un grand flacon à large tubulure et rempli d'eau à moitié, quelques grammes de sulfate de nitrosyle. Il se dégage alors d'abondantes vapeurs rutilantes d'acide hypo-azotique. Le cocher, après avoir fermé les carreaux et la porte, se dirige vers son dépôt. A son arrivée à l'Hôtel-Dieu, il ouvre largement les carreaux et les portes, de manière à en faire sortir les vapeurs nitreuses. Ces vapeurs chassées, la voiture bien ventilée, est suffisamment désinfectée pour pouvoir entrer de nouveau en service (1).

---

(1) Voici le texte de l'affiche relative à ce service : *Transport des malades dans les hôpitaux.* Avis : La Préfecture de police met gratuitement à la disposition du public des voitures pour le transport dans les hôpitaux des malades atteints d'affections contagieuses ou épidémiques : *variole, scarlatine, diphtérie*, etc.

Le transport peut se faire à toute heure de jour et de nuit.

Il suffit de remettre à un poste de police un certificat médical constatant la nature de la maladie et d'indiquer le nom et la demeure du malade.

Après chaque transport, la voiture est désinfectée avec le plus grand soin.

Paris, le 1er juin 1889.

Voici le tableau général du transport dans les hôpitaux par les voitures de la Préfecture de police, des malades atteints d'affections contagieuses (*crédit annuel* au budget, 10.600 fr).

AFFECTIONS CONTAGIEUSES	1888	1889	1890	1891 septemb. compris	TOTAUX généraux
Fièvre typhoïde	208	469	366	254	1.297
Variole	941	612	246	128	1.927
Rougeole	152	166	253	169	740
Scarlatine	163	204	210	221	798
Diphthérie	190	276	379	360	1.205
Erysipèle	241	355	419	297	1.312
Diverses et non désignées	114	247	255	186	802
Transports de malades venant de la banlieue	139	104	63	60	366
Transports d'hôpital à hôpital	750	714	634	371	2.469
N'ont pu être transportés	58	71	98	70	297
	2.956	3.218	2.923	2.116	11.213

Comme on le voit, avec peu d'argent, la Préfecture de police a fait beaucoup.

De son côté, le Conseil municipal étendait le service des transports.

Par délibération en date du 17 juin 1887, le Conseil municipal, sur le rapport de M. Chautemps (1), a décidé la création de deux stations de voitures, destinées au transport des malades atteints d'affections donnant lieu à l'admission immédiate dans les hôpitaux ; il a ouvert pour la construction de ces deux stations un crédit de 150,000 francs. La première de ces stations, inaugurée le 5 octobre 1889, fonctionne depuis cette époque aux numéros 6, 8 et 10 de la rue de Staël (15e arrondissement). La seconde station a été inaugurée plus tard ; elle est située rue de Chaligny et possède en outre une étuve à désinfection (2). Comme la précédente, elle est pourvue de voitures spéciales et de brancards dont les types ont été adoptés par un jury spé-

(1) *Rapport présenté par* M. Chautemps *au nom de la* 8e *commission et de la Commission sanitaire, sur une proposition de* M. Vaillant *tendant à ce qu'à l'avenir toutes les maladies infectieuses soient traitées hors Paris, et sur les diverses propositions concernant le transport des contagieux et la désinfection de leurs logements* (Conseil municipal, 1886, n° 10, *réimpression*).

(2) Voir l'annexe, à la fin de la brochure.

cial de 6 membres, désignés par la Commission sanitaire du Conseil municipal.

Le service est organisé de la façon suivante : au premier avertissement parvenu au chef de la station, soit par une communication verbale, soit par le télégraphe ou le téléphone, une voiture portant une infirmière des hôpitaux est immédiatement envoyée au domicile du malade ; un certificat rédigé par le médecin traitant doit indiquer la nature présumée de la maladie, afin que l'on sache s'il y a lieu à l'admission immédiate ou si le malade doit, au préalable, être examiné par les médecins du Bureau Central.

Après chaque opération, les voitures et les chevaux sont soigneusement désinfectés, avant de servir à un nouveau transport. De même aussi les infirmières et les cochers sont astreints à des précautions hygiéniques très rigoureuses.

On ne saurait trop insister sur les avantages qu'offre la présente création à la population parisienne et principalement à la classe pauvre, qui forme la clientèle ordinaire des hôpitaux. Les malades, dont l'admission immédiate à l'hôpital s'impose, n'avaient jusqu'ici que des moyens de transport insuffisants et coûteux ; grâce aux voitures actuelles, ils sont transportés avec tous les soins et toutes les garanties désirables.

Le type des postes de voitures d'ambulances municipales est des plus simples. Celui de la rue de Staël se compose d'un pavillon en façade sur la rue et élevé d'un étage. Au rez-de-chaussée se trouvent le cabinet du chef de poste, la salle à manger du personnel, la cuisine. Une chambre (salle d'attente) pour les cochers, une autre pour les infirmières. Une lingerie et un magasin complètent ce rez-de-chaussée ainsi qu'une pièce avec lavabos affectée aux soins de désinfection. On doit même y installer incessamment une baignoire. Le premier étage est affecté au logement du chef de poste. Derrière ce pavillon est une cour ; en face sont les écuries ; à droite et à gauche, les hangars pour les voitures. De chaque côté du pavillon, sur la rue de Staël, existent deux portes cochères ; celle de droite sert à la sortie des voitures, celle de gauche à leur rentrée. De ce côté, une troisième porte cochère partant de l'extrémité du pavillon central et allant au milieu du hangar gauche intercepte l'entrée dans la cour et est constamment fermée. Lorsque les voitures arrivent après avoir transporté un contagieux, elles sont immédiatement, ainsi que les objets qu'ils contiennent, isolées dans l'espace compris entre ces deux portes, et c'est là que l'on procède à la désinfection, au moyen de l'appareil Geneste et Herscher. Ce travail accompli, la seconde porte est ouverte et on procède au remisage de la voiture.

Les voitures employées sont des omnibus tout en fer, à un cheval. Ils s'ouvrent par derrière à l'aide d'une porte à deux battants et sont éclairés par trois vitres de chaque côté et par une large glace derrière le cocher. Une banquette latérale située à droite sert de siège à l'infirmière. Le malade est placé sur un brancard Herbet. Un sifflet avertisseur installé à côté de l'infirmière permet à cette dernière de donner ses instructions au cocher. Enfin l'infirmière a à sa disposition une boîte de secours imaginée par le Dr Josias contenant : de l'eau filtrée, du sirop de sucre, du rhum, du sirop d'éther, des bandes, de l'amadou, une cuiller et un verre. Le personnel du poste se compose du chef, de deux infirmières et de quatre cochers. Une infirmière et un cocher sont alternativement de garde la nuit et prêts à partir au premier signal. Les voitures du poste de la rue de Staël, comme celles de la rue de Chaligny, sont au nombre de sept. Il y a quatre chevaux. Chaque voiture a son affectation spéciale. Cinq servent pour les contagieux, les deux autres pour les différents cas. Les transports sont absolument gratuits. Toutefois, lorsque les malades veulent payer, et le cas est assez fréquent, l'argent reçu est attribué à l'œuvre des refuges de nuit. Voici le nombre des malades transportés en 1891 par le poste de la rue de Staël :

	Contagieux	Non contagieux	Total
Janvier........	61	354	415
Février........	58	429	487
Mars..........	62	314	376
Avril..........	62	291	353
Mai...........	64	216	280
Juin..........	72	172	244
Juillet.........	59	316	375
Août..........	37	219	256
			2.786 (1)

(1) Voici l'état statistique des transports faits par le poste de la rue de Chaligny pendant le mois de juillet dernier :

Contagieux. — Diphtérie : Enfants, 14 ; adultes, 2. — Typhoïde. Enfants, 11 ; adultes, 2. — Variole : Enfants, 2 : adultes, 2. —Scarlatine : Enfants, 3 ; adulte, 0. — Rougeole : Enfants, 8 ; adultes, 1. — Erysipèle : Enfants, 0 ; adultes, 9. — Tuberculose : Enfant, 0 ; adulte, 1. — Coqueluche, 1. — Fièvre puerpérale, 1. — Fièvre mu-

Tel est le service des ambulances municipales. Revenons maintenant aux postes de secours aux noyés, dépendant de la Préfecture de police.

Les pavillons de secours aux noyés établis sur les berges de la Seine et des canaux parisiens contiennent tout un matériel spécial. Un gardien de la paix y est constamment de garde; il a reçu les instructions nécessaires pour prodiguer lui-même les soins aux submergés. Chacun de ces postes étant relié télégraphiquement avec le poste de police le plus proche, le gardien peut faire appeler un médecin. Depuis quatre ans seulement, les pavillons de secours sont munis d'un appareil contenant du gaz oxygène pur. Un des grands avantages de ces pavillons, construits depuis 1875, c'est de permettre aux submergés d'y demeurer pendant plusieurs heures après leur rappel à la vie. Un bachot de sauvetage, muni de tous ses agrès, est placé près du poste, qui possède également une gaffe, une ligne et une bouée. On trouve encore dans ces pavillons, ainsi que dans les postes de police, *l'appareil Galibert*, sorte de sac en toile goudronnée, que l'on gonfle d'air et que le sauveteur place sur son dos au moyen de bretelles. L'air de ce ballon passe dans la bouche du sauveteur au moyen d'un tuyau, muni d'une embouchure et lui permet de respirer, pendant un certain temps dans un endroit rempli d'odeurs ou de vapeurs méphitiques. Une pince en bois serre les narines et une sorte de lunettes empêchent les vapeurs ou les fumées de pénétrer jusqu'aux yeux. Ces pavillons sont également munis d'une boîte de secours (1).

---

queuse, 1. — Cholérine, 5. — Fièvres infectieuses non déterminées, 12. — Total, 75.

Non contagieux : Maladies générales, 55. — Maladies du système nerveux et des organes des sens, 23. — Maladies de l'appareil circulatoire, 16. — Maladies de l'appareil respiratoire, 43. — Maladies de l'appareil digestif, 19. — Maladies de l'appareil génito-urinaire, 18. — Affections de la peau et du tissu cellulaire, 24. — Maladies séniles, 6. — Accouchements et suites, 19. — Accident de Saint-Mandé, 35. — Autres accidents, 2. — Convalescents, enfants assistés, 38. — Total, 286. — Total général, 361.

(1) En voici la composition : 1° Une paire de ciseaux ; — 2° un peignoir de laine ; — 3° un bonnet de laine ; — 4° un levier en buis ; — 5° un caléfacteur de demi-litre à un litre ; — 6° deux frottoirs en laine ; — 7° deux brosses ; — 8° une bassinoire à eau bouillante ; — 9° le corps de la machine fumigatoire ; — 10° une boîte contenant du tabac à fumer ; — 11° le soufflet de la boîte fumigatoire ; — 12° un tuyau et une canule fumigatoire ; — 13° une seringue à lavement avec canule ; — 14° une aiguille à dégorger la canu-

Le dernier rapport présenté par M. le Dr Voisin, directeur des secours publics, fait connaître que 1022 personnes ont été secourues pendant l'année 1890, dans les postes de police ou autres, savoir : 330 fois dans les pavillons de secours aux noyés établis sur la Seine et les canaux parisiens ; — 641 fois dans les différents postes de police de Paris ; — 51 fois dans les postes de secours de la banlieue. Ces secours se répartissent ainsi qu'il suit :

I. Pavillons de secours. Les pavillons de secours ont reçu 330 submergés, savoir : 1er *arrondissement.* — Pont des Arts : 14 hommes, 14 femmes ; filles et garçons : 10 ; rappelés à la vie : 38 ; total : 38.— 4e *arrondissement.* — Pont d'Arcole : 14 hommes, 3 femmes ; filles et garçons, 7 ; rappelés à la vie 24 ; total, 24. — 7e *arrondissement.* — Quai d'Orsay : 10 hommes, 2 femmes ; filles et garçons, 2 ; rappelés à la vie, 14 ; total 14. — 8e *arrondissement.* — Pont des Invalides : 6 hommes, 6 femmes ; filles et garçons 3 ; rappelés à la vie, 13 ; total, 15. — 10e *arrondissement.* — Quai de Jemmapes : 8 hommes, 7 femmes ; filles et garçons, 36 ; rappelés à la vie, 50 ; total 51. — Quai Jemmaques (2e *poste*) : 8 hommes ; 1 femme ; filles et garçons, 16 ; rappelés à la vie, 25.— Quai de Valmy : hommes 3 ; femmes 2 ; filles et garçons, 4 ; rappelés à la vie, 9. — Quai Valmy (2e *poste*) : 9 hommes, 3 femmes ; 19 garçons et filles mineures ; rappelés à la vie, 29 ; total : 31. — 12e *arrondissement.* — Pont National : 3 hommes ; rappelés à la vie, 2. — Pont de Bercy : 6 hommes, 3 femmes ; filles et garçons, 9 ; rappelés à la vie, 17.— Pont d'Austerlitz : 10 hommes, 14 femmes ; filles et garçons, 15 ; rappelés à la vie, 26 ; total, 39.— 15e *arrondissement.* — Pont de Grenelle : 8 hommes, 6 femmes ; garçons et filles, 4 ; rappelés à la vie, 16 ; total : 18. — 16e *arrondissement* : Quai d'Auteuil ; 7 hommes, 1

---

le ; — 15° des plumes pour chatouiller la gorge ; — 16° une cuiller étamée ; — 17° un gobelet d'étain ; — 18° un biberon ; — 19° une bouteille d'eau-de-vie camphrée ; — 20° un flacon contenant de l'eau de mélisse spiritueuse ; — 21° un demi-litre d'alcool ; — 22° une boîte renfermant des paquets d'émétique de 5 centigrammes ; — 23° un flacon à l'émeri contenant 500 grammes de chlorure de chaux en poudre ; — 24° un flacon à l'émeri contenant 100 grammes d'éther sulfurique ; — 25° un flacon contenant 100 grammes de vinaigre ; — 26° un flacon à l'émeri contenant 100 grammes d'ammoniaque ; — 27° 100 grammes de sel gris ; — 28° bandes à saigner, compresses, charpie, une plaque de taffetas d'Angleterre ; — 29° un nouet de poivre et du camphre pour la conservation des objets en laine ; — 30° une palette graduée ; — 31° un briquet ; — 32° un spéculum laryngien ; — 33° un marteau de mayor. Outre ces objets, on placera un thermomètre centigrade, dans chaque localité où il est possible de le faire.

femme ; garçons et filles, 6 ; rappelés à la vie, 13 ; total : 14. — 19e *arrondissement*. — Gare circulaire de l'Ourcq : 8 hommes ; 4 femmes ; filles et garçons, 10 ; rappelés à la vie, 22 ; total : 22.

II. Postes de police et autres de Paris. — 681 blessés ont été portés dans les postes de police, de sapeurs-pompiers, de la garde républicaine, d'octroi, de cimetières, et y ont reçu les soins que leur état comportait, savoir :

Personnes secourues : — 175 pour plaies de tête, 93 pour d'autres plaies, 22 pour fractures diverses, 26 pour luxations diverses, 42 pour des contusions, 166 pour des indispositions, 53 pour des attaques d'épilepsie, 1 pour des brûlures, 1 pour alcoolisme aigu, 3 à la suite de submersion, 3 pour blessures résultant de tentatives de suicide, 49 pour des motifs inconnus, et 6 pour des accouchements dans les postes de police. Total : 641.

Les postes ou les secours ont été le plus souvent donnés sont Poste des Halles, 43 fois ; — Poste de la rue des Prouvaires, 75 fois ; de la rue de la Gaîté, 21 fois ; du passage Nicaut, 18 ; du marché aux bestiaux, 30 fois.

III. Postes de la banlieue. — Des appareils de secours pour les noyés et les blessés sont également déposés dans certaines communes du département de la Seine. 64 personnes ont été secourues, savoir : 15 pour indispositions et maladies ; 23 pour des plaies diverses ; 2 pour des tentatives de suicide ; 11 pour des cas de submersion (1).

---

(1) Parmi ces 11 submergés, un seul n'a pu être rappelé à la vie.

IV

LE SERVICE MÉDICAL DE NUIT.

Parmi les services municipaux, relatifs aux secours urgents, il existe le *service médical* de nuit, fondé de toutes pièces par le Dr Passant ; nous trouvons dans la *Gazette hebdomadaire de médecine et de chirurgie*, du 16 octobre 1874 une lettre adressée au Comité de rédaction de ce journal par l'honorable M. Passant, qui, mieux que tout ce que nous pourrions écrire, nous donne des renseignements très précis sur l'historique de la question.

Au Comité de rédaction de la Gazette hebdomadaire :

« La *Gazette hebdomadaire* ayant de nouveau et tout récemment éveillé l'attention sur l'institution des postes médicaux de nuit à Paris, je viens, me rappelant déjà votre invitation bien ancienne, vous retracer comment cette idée a pris naissance et quelles phases elle a parcourues.

« En 1868, les journaux politiques signalaient à leurs lecteurs de nombreux cas d'accidents survenus pendant la nuit, et suivis de mort, sans qu'on n'ait pu trouver le secours d'un médecin. (Comme toujours nos confrères n'étaient pas ménagés). Cet état de choses parut si déplorable à l'un de ces journaux, que sa direction n'hésita pas à se faire l'interprète du public, en adressant sa plainte et ses désirs au Sénat, sous forme de pétition (1). Ses réclamations paru-

---

(1) Cette pétition était ainsi conçue :

Messieurs les Sénateurs,

« Nous avons l'honneur de soumettre à votre approbation un projet qui intéresse au plus haut degré la santé publique.

« Après s'être assurés qu'il est presque impossible pendant les heures de la nuit de recevoir les secours de la science et de se procurer les médicaments nécessaires à une maladie subite ; après avoir reconnu aussi que pendant la journée du dimanche, il est très difficile de rencontrer un médecin ;

« Les soussignés ont l'honneur de soumettre à votre approbation un projet qui consiste à établir à la mairie de chaque arrondisse-

rent justes et fondées, si bien que le Sénat dans sa session de Janvier 1869, chargeait son illustre membre M. Nélaton, de lui signaler, dans un rapport, les moyens pratiques de résoudre cette question.

« De son côté, l'Administration de l'Assistance publique était justement émue de ces faits nombreux de personnes mortes faute de services médicaux pendant la nuit. M. Husson, son zélé et savant directeur général, pensa tout de suite que c'était à son administration qu'incombait la tâche de remédier à cet état de choses, et que les médecins des bureaux de bienfaisance devaient être particulièrement chargés de ce nouveau service. C'était à juste raison, suivant

---

ment de Paris, un poste médical ouvert de six heures du soir à six heures du matin toutes les nuits de la semaine et, de plus, la journée du dimanche tout entière.

« Dans ce poste se tiendraient deux ou trois jeunes gens, étudiants en médecine, ayant passé les premiers examens ; ils seraient placés sous la surveillance d'un médecin qui se dérangerait pour les cas les plus graves, tandis que les jeunes gens iraient au secours des personnes atteintes de simples indigestions ou de blessures peu graves.

« Bien entendu, il y aurait, dans la salle affectée aux médecins par les mairies, une pharmacie renfermant tous les médicaments possibles et tenue par un élève en pharmacie qui serait également remplacé tous les soirs dans son service de dévouement par un de ses confrères.

« Les soussignés croient qu'en offrant certains avantages aux médecins et aux étudiants qui accepteraient à tour de rôle ce service pénible de nuit et dont la corvée gratuite reviendrait peut-être une fois par mois, il serait facile de recruter dans le corps médical les éléments d'un service régulier et intéressant à tous les points de vue la santé publique.

« Permettez aux soussignés d'espérer, Messieurs les Sénateurs, que, mus par le même sentiment qui les anime, vous voudrez bien prendre leur projet en considération.»

Cette pétition fut transmise par la suite au Ministre de l'Intérieur qui en saisit le Préfet de police. Appelé par ce dernier à donner son avis, le Conseil d'hygiène et de salubrité de la Seine pensa qu'il n'y avait pas lieu d'y donner suite, prétextant que les arrondissements étaient suffisamment pourvus au point de vue des secours en cas d'accidents ; que, de plus, dans chaque poste, il existait une liste de trois médecins domiciliés dans le voisinage et qui avaient pris l'engagement de se déranger le jour ou la nuit à chaque réquisition. Le Conseil, après avoir fait une enquête, constata qu'en 1869 il n'était arrivé que 169 accidents pendant la nuit et qu'il était inutile de placer dans chaque mairie 3 élèves en médecine, 1 en pharmacie et un médecin, c'est-à-dire 5 personnes par mairie ou 100 pour Paris pour un nombre si restreint d'accidents. Le Conseil signalait, en outre, les difficultés d'une semblable organisation et prétendait qu'il n'existait pas d'exemple où un malade eût manqué de secours soit de jour, soit de nuit, quand on s'était adressé aux postes de police. Quant aux secours, la nuit, à domicile, l'Assistance publique devait s'en charger. En temps d'épidémie, les moyens spéciaux devaient être organisés par la Préfecture de police.

lui, un moyen de reconnaître leurs fonctions si peu rémunérées, en même temps qu'une garantie que l'on donnait au public ; toutefois, on ne devait pas négliger dans chaque arrondissement l'adhésion des honorables confrères qui offriraient leur concours. M. Husson crut devoir, dans cette circonstance, s'adresser à moi en qualité de secrétaire général de la Société des médecins des bureaux de bienfaisance, et nous arrêtâmes ensemble le fonctionnement de ce service. Je me fis ensuite, près de la Société l'interprète des vœux de M. Husson ; celle-ci les accueillit avec empressement et décida que notre projet serait soumis en assemblée générale, le 12 décembre 1869, à tous les médecins des bureaux de bienfaisance. Voici la note qui leur fut adressée dans cette circonstance :

« Messieurs,

» Le corps médical a pu être douloureusement impressionné des attaques plus ou moins fondées dirigées contre quelques-uns de ses membres par certains organes de la presse. M. le directeur général de l'Assistance publique et la Société des médecins des bureaux de bienfaisance en ont été émus et ont recherché quels seraient les moyens d'éviter dans l'avenir le retour de ces insinuations injustes et malveillantes. Pour dissiper et prévenir les inquiétudes que ces attaques auraient pu laisser dans le public, la Société a pensé qu'on pourrait organiser un service médical de nuit, et dans sa séance du 8 de ce mois elle a décidé qu'un appel serait fait à tous les médecins des bureaux de bienfaisance qui voudraient participer à ce service.

» Voici le plan qu'elle a adopté, à l'instigation de M. le directeur général de l'Assistance publique :

» 1° Les médecins attachés aux bureaux de bienfaisance, soit comme titulaires, soit comme adjoints, adhérents, auront leurs noms et adresses déposés par l'intermédiaire de notre Société aux postes de police les plus voisins de leur domicile.

» 2° La personne qui réclamera pendant la nuit l'assistance d'un médecin devra être accompagnée d'un agent qui, par sa présence, sera tout à la fois une garantie pour la sécurité du médecin et pour le recouvrement de ses honoraires.

» 3° L'agent remettra au médecin un bulletin constatant sa visite.

» 4° Les honoraires alloués pour chacune de ces visites seront de 10 francs.

» 5° Le trésorier de la Société des médecins des bureaux de bienfaisance sera chargé d'effectuer ce payement

M. le directeur général de l'Assistance publique et M. le préfet de police assureront l'exécution de ces mesures.... etc. »

Ces propositions furent acceptées sans restriction par la presque totalité des membres présents, de sorte qu'après avoir fait circuler une liste dans chaque arrondissement, je pus bientôt obtenir un chiffre d'adhésions assez respectable pour pouvoir organiser prochainement le service. Il était tel, qu'en janvier 1870 j'avais pu disposer pour chaque poste de police du concours de trois ou quatre confrères, nombre bien suffisant pour le début. Ma liste, une fois dressée, je la remis à M. Husson, qui obtint de M. le préfet de police que ses agents seraient mis à notre disposition. Il ne s'agissait plus que de demander au conseil la subvention nécessaire. Suivant

M. Husson, elle ne devait pas dépasser 10 ou 12,000 francs, sur lesquels on pouvait en récupérer les deux tiers. Malheureusement la guerre survint, et tout fut abandonné.

Cette question si intéressante paraissait ensevelie, malgré le chaleureux appui de la presse médicale et politique, lorsque la GAZETTE HEBDOMADAIRE la fit revivre le 27 décembre 1872. Tout en l'en remerciant, je regrette que le projet de son honorable collaborateur ne soit pas en harmonie avec celui de l'Assistance publique et de la Société des médecins des bureaux de bienfaisance. Cependant, fort de l'appui de notre importante publication, je remis de nouveau la question à l'ordre du jour de la Société, et nous retrouvâmes dans la presse le même concours qu'en 1869. Je dis plus, j'eus la bonne fortune d'obtenir l'adhésion chaleureuse et sympathique de M. Nélaton, qui, après avoir été partisan, dans son rapport non déposé, de la création de postes permanents dans lesquels il faisait coucher un médecin rétribué à raison de 20 francs par nuit, abandonna son projet pour le nôtre, qu'il trouvait plus simple, plus pratique et moins dispendieux. Pour me fournir une preuve de l'intérêt qu'il portait à cette institution, l'illustre maître me remit un plan de Paris dressé d'après ses indications par M. Alphand, sur lequel on voit indiqués dans les mairies et dans certaines maisons de secours jusqu'à trois postes médicaux permanents de nuit par arrondissement. Je portai ce plan à M. Blondel, en lui disant que si M. Nélaton n'y joignait pas son rapport écrit, c'est qu'il adoptait complètement le projet qui avait l'adhésion de l'Assistance. La santé de notre regretté maître, déjà fortement altérée, ne lui permit pas une participation personnelle, et l'affaire retomba une seconde fois dans l'oubli.

La voilà, grâce à vous, engagée pour la troisième fois. J'espère que la GAZETTE imitera Nélaton, et qu'avec le concours de tous ceux qui se sont occupés de cette question, dont plusieurs sont des hommes considérables, nous n'aurons plus sous ce rapport rien à envier à Berlin, où ce service fonctionne depuis le mois de janvier 1872, et à Saint-Pétersbourg, où il prouve son incontestable utilité depuis le commencement de cette année.

Agréez, etc.

Dr PASSANT.

Malgré les tentatives faites par le Dr Passant, le service médical de nuit n'était pas encore prêt à se fonder à Paris tel qu'il est aujourd'hui, et les diverses propositions faites à cette époque n'avaient pas plus été écoutées.

Une première consistait à faire placer à la porte des maisons habitées par les médecins de nuit une petite lanterne jaune sur laquelle ressortirait en blanc le mot : *médecin*.

Une deuxième demandait que les agents de service de nuit fussent munis de la liste des médecins des quartiers qu'ils étaient chargés de surveiller la nuit ; en sorte que, lorsque dans une famille une alerte se produisait, il suffisait de sortir et de s'adresser au premier agent que l'on rencontrerait, lequel trouverait immédiatement, souvent dans la rue même, les secours. Une société de publicité offrait également d'apposer à chaque coin de rue des plaques contenant les noms des médecins qui offraient leur concours.

A la même époque, le Dr Huguet adressait au Préfet de la Seine le projet suivant :

« Etablissement de postes médicaux dont le nombre serait variable et dépendrait de l'étendue de chaque arrondissement, de façon à éviter les courses trop longues.

« Ces postes seraient établis, autant que possible, dans les stations de police, en tant que le local le permettrait, mais toujours dans leur voisinage. Chaque poste médical serait muni, savoir :

« 1° D'une pharmacie contenant les médicaments les plus usuels qui suffisent dans presque tous les cas, pour les premiers soins à donner aux malades, et aussi les objets nécessaires pour le pansement des blessés ; — 2° d'une trousse complète de chirurgie ; — 3° d'un brancard ; — 4° tables, sièges, lit de camp pour le personnel.

« *Organisation du personnel.* — 1° Tous les médecins qui voudraient bien accorder leur concours seraient invités à se faire inscrire dans leur arrondissement. — Un tableau de roulement de service serait organisé d'après leur nombre, de façon que deux ou trois postes au plus soient desservis par un médecin. Ce tableau serait affiché dans tous les postes de police.

« 2° Un appel serait fait aux étudiants en médecine ayant 16 inscriptions au moins ; leur concours ne serait accepté qu'après un examen préalable. Chaque poste médical serait desservi par deux élèves qui devraient s'y rendre le soir, à une heure déterminée pour s'y tenir en permanence toute la nuit. Ces élèves pourraient donner les premiers soins ; dans les cas graves, ils feraient appeler le médecin de service sous les ordres duquel ils se trouveraient placés.

« Nos étudiants auraient là un moyen d'exercer leur intelligence, et prendraient de bonne heure l'habitude du dévouement et du sacrifice, ce qui fait en un mot la dignité et l'honneur de notre profession. L'administration, pourrait, tous les ans, en séance publique, décerner des récompenses honorifiques pour récompenser le zèle et le talent des plus méritants.

« 3° Deux brancardiers séjourneraient dans chaque poste, dans le cas où le transport d'un malade ou d'un blessé serait nécessaire. Ces brancardiers pourraient être choisis parmi les commissionnaires. Un agent de police devra toujours accompagner l'élève ou le médecin au domicile du malade.

« *Service général.* — Un médecin en chef centraliserait entre ses mains tous les services et aurait l'inspection générale de tous les postes médicaux. Tous les matins, un rapport détaillé lui serait adressé de tous les postes médicaux. Ces rapports comprendraient les noms et les demeures des personnes secourues, la nature des maladies, les moyens employés pour les combattre, la quantité et la nature des médicaments fournis.

« De tous ces détails partiels, le médecin principal ferait un rapport général, qui serait envoyé à la Préfecture de la Seine et une autre copie qui serait remise à la Préfecture de police.

« Pour subvenir aux frais généraux de ce service qui se décomposent ainsi, savoir : 1° Indemnité mensuelle au médecin principal ; — 2° Indemnité aux médecins de service par arrondissement, en raison du nombre de leurs visites ; — 3° Indemnité mensuelle aux élèves ; — 4° Indemnité mensuelle aux brancardiers ; — 5° Achats de médicaments, dans le cas où il ne seraient pas fournis par l'Assistance publique ; il y a différents moyens que le soussigné ne fait qu'indiquer sommairement, laissant à la sagesse de l'administration le soin d'en décider.

« Nous ne nous occupons pas des indigents auxquels les soins seront donnés gratuitement. Quant aux autres personnes, l'administration décidera si celles qui viendront réclamer des secours seront soumises, soit à une taxe uniforme, ou bien si la taxe sera proportionnelle à leur position de fortune, en prenant pour base la quotité du loyer. Dans le premier cas, le prix des visites serait exigible sur-le-champ et le versement en serait fait entre les mains du chef de la station de police. Celui-ci inscrirait sur un registre à souche les noms et domicile des personnes réclamant des secours, la somme reçue ou bien le motif allégué par les personnes qui ne payeraient pas, le nom de l'élève ou celui du médecin dans le cas où l'élève jugerait nécessaire de le faire appeler.

« Le chef de la station de police devrait en outre remettre à l'élève une souche détachée du registre qui en serait la reproduction exacte.

« Dans le cas d'une taxe proportionnelle, l'administration se chargerait de faire le recouvrement des visites, d'après un tarif qui serait mis à la connaissance du public, en l'affichant dans toutes les mairies et stations de police. Les souches, détachées des registres, seraient envoyées tous les jours, avec un état particulier, à l'administration, comme pièces justificatives des visites faites par les élèves et par les médecins.

« Si la taxe proportionnelle était adoptée, tous les médecins toucheraient les mêmes honoraires, dont le chiffre serait fixé par l'administration. »

En 1874, nous voyons intervenir le Dr Blachez, médecin des hôpitaux. Dans une note appuyée par M. Depaul, alors membre du Conseil municipal, le Dr Blachez demandait que les médecins déjà inscrits dans les postes de police fussent invités à répondre à toutes les réquisitions soit de jour, soit de nuit. Cette fois, le Conseil d'hygiène et de salubrité fut de cet avis, mais le projet Blachez fut abandonné. Le Dr Passant, de son côté, ne se décourageait pas et continuait laborieusement ses démarches. Son idée avait déjà fait des progrès à l'étranger. L'article, ci-après, publié dans un journal russe, *La Voix*, quelque temps après, fait connaître ce qui se passait à Saint-Pétersbourg.

« Dans les premiers temps de sa création, le service de nuit, fondé par l'initiative privée de quelques médecins, dut fonctionner dans des conditions assez peu favorables ; mais la persévérance des fondateurs a triomphé de tous les obstacles, et la nouvelle institution rend, à l'heure qu'il est, les plus utiles services aux habitants de la capitale. Parmi ses clients se trouvent des personnes de tout rang et de tout état de fortune. Les médecins de service étaient toujours prêts à porter les services qu'on leur demandait, sans savoir d'avance si ces services leur vaudraient quelque rémunération, sans reculer devant des visites nocturnes dans les localités les plus dangereuses et les plus mal famées.

« Le nombre des visites faites dans le courant de la première année, et soigneusement inscrites dans les registres *ad hoc*, s'est élevé à 1,024. Ce chiffre se répartit ainsi entre les douze mois écoulés depuis la création des services de nuit : avril 18 ; mai 59 ; juin 70 ; juillet 69 ; août 73 ; septembre 78 ; octobre 71 ; novembre 84 ; décembre 141 ; janvier 152 ; février 104 ; mars 123. Le maximum des consultations données dans une nuit est de 6, la moyenne est de 3. Parmi les malades qui se sont adressés aux médecins on compte 524 hommes, 363 femmes et 137 enfants des deux sexes. Le service de nuit a été fait par 35 médecins à titre provisoire et par 15 à titre permanent. Les rétributions payées aux médecins par les personnes aisées ont été employées à compléter l'installation du service et à organiser de petites pharmacies, dans le but d'avoir toujours dans la main les objets de première nécessité.

L'exemple des médecins de Saint-Pétersbourg a déjà trouvé des imitateurs à Moscou, à Odessa, à Varsovie, et dans plusieurs autres villes importantes. »

M. de Nervaux venait de succéder à M. Blondel comme directeur général de l'assistance publique. M. le Dr Passant s'adressa de nouveau à lui. M. de Nervaux, sans critiquer en aucune façon le projet du Dr Passant se refusa à l'admettre, ne voulant pas accepter, dans l'espèce, pour son administration une intervention qui motiverait une dépense de crédit, des opérations de recouvrement et des embarras, alors que cette intervention ne lui était pas imposée par ses attributions. (1) Il ajoutait que la question dépendait plutôt

---

(1) Voici la lettre adressée à cette époque à M. de Nervaux, par M. le Dr Passant. Nous sommes heureux de la signaler pour montrer le mauvais vouloir de l'administration d'alors pour une œuvre si utile.

Paris, le 21 décembre 1874.

Monsieur le Directeur,

J'ai eu tout récemment l'honneur de vous exposer les bases sur lesquelles on pourrait établir à Paris, un service médical de nuit. Depuis longtemps le public, la presse et le corps médical en signalent l'urgence et demandent que l'autorité vienne en aide à ceux

de la Préfecture de police. M. Passant se rendit alors chez M. Léon Renault, Préfet de police. Ce dernier fut enthousiasmé du projet: relief pour son administration et services à la population parisienne. Aussi, publia-t-il lors de la discussion du budget de son administration par le conseil municipal, un mémoire à ce sujet : ce mémoire publié au mois de décembre 1875, dans le rapport général qui modifie les propositions du budget de 1876, contenait l'article suivant :

« CHAPITRE XV. — SECOURS PUBLICS. — Je crois répondre, Messieurs, à une préoccupation vive et ancienne de l'opinion publique, en venant vous demander de m'allouer un crédit nouveau de 10.000 francs, destiné à assurer les secours médicaux aux personnes atteintes pendant la nuit d'accidents subits.

« Les cas dans lesquels l'absence de ces secours a été funeste aux malades sont heureusement rares ; pourtant, il se produit, de temps à autre, des faits douloureux, dont le récit présenté par la presse sous une forme plus ou moins exacte, frappe les imaginations et sert de texte aux récriminations les plus passionnées du corps médical. On ne doit pas se laisser toucher plus que de raison par ces divagations de l'irréflexion et de la peur. A Paris, le corps médical, pris dans son ensemble, fait assez bon marché de son repos, de sa santé, plus encore de ses intérêts, mais il ne faut pas que ses habitudes de dévouement fassent méconnaître, en ce qui le concerne, les plus simples notions de l'équité.

« Les forces des médecins sont des forces humaines qui ont leurs limites. Leur profession qui s'exerce au milieu de mille causes d'émotions et de dangers personnels, dans le trouble de toutes les lois de l'hygiène, leur fait du repos, à certaines heures, une nécessité impérieuse. Dans un autre ordre d'idées, il est certain que les appréhensions exagérées des familles, les inquiétudes folles des malades eux-mêmes les exposent souvent à des déplacements de nuit sans

---

qui ne peuvent, la nuit, se procurer les secours d'un médecin. Il n'y a pas de semaine, en effet, que l'on ne parle de médecins qui ont refusé de se déranger la nuit, pour des personnes qu'ils ne connaissaient pas.

Cette question revient presque périodiquement, tant elle semble s'imposer. Je l'ai traitée en 1869 près de M. Husson ; en 1872, près M. Blondel ; et c'est parce qu'elle avait fait le sujet de plusieurs articles publiés les années précédentes et cet été encore, dans la *Gazette hebdomadaire de médecine* principalement, que je me suis enhardi à vous en entretenir.

Je n'ai pas eu de peine à vous démontrer combien mon projet était simple et économique. Comme vos honorables prédécesseurs, vous avez compris la nécessité d'un pareil service dans une ville comme Paris et je serais heureux de savoir si vous voulez bien le prendre sous votre patronage si autorisé.

Agréez, etc., Dr PASSANT.

motifs sérieux. Enfin, on ne peut leur dénier le droit de se laisser gouverner par certaines règles de prudence, car plus d'un, dont on était venu solliciter le dévouement en faveur d'un malade, a été conduit dans un guet-apens. Je ne parle que pour mémoire de l'ingratitude des clients qui, une fois le service rendu, refusent au médecin la rémunération la plus légitime.

« Ces considérations expliquent l'utilité qu'offrira en cette matière l'intervention administrative. Cette intervention assurera ce triple résultat :

« 1° Que la personne qui aura besoin de soins immédiats d'un médecin saura sûrement où le rencontrer et ne sera pas exposée à perdre un temps précieux en recherches vainement réitérées ; — 2° Que le médecin lui-même se trouvera dans des conditions de santé et de liberté qui lui permettront de répondre à l'appel du malade ; — 3° Que l'acte de dévouement qu'il accomplira ne pourra pas compromettre sa sécurité personnelle et qu'il ne sera pas frustré de la juste rémunération de son déplacement.

« M. le docteur Passant, que la Préfecture de police compte au nombre de ses auxiliaires les plus dévoués en qualité de médecin en chef adjoint du Dispensaire de salubrité, M. le docteur Passant s'est, depuis plusieurs années, beaucoup occupé de cette question spéciale, et il a résumé ses études dans des propositions d'une simplicité et d'un caractère pratique qui ne laissent rien à désirer.

« Dans chaque quartier, les médecins seront invités à déclarer s'ils entendent se rendre aux réquisitions qui leur seront adressées pendant la nuit.

« Les noms et les domiciles de ceux qui auront fait cette déclaration seront inscrits sur un tableau affiché dans le poste de police du quartier.

« La personne qui aura à requérir un médecin, se rendra au poste de police de son quartier et choisira sur le tableau le médecin dont elle désire réclamer les soins.

« Un gardien de la paix détaché du poste accompagnera le requérant au domicile du médecin, suivra celui-ci chez le malade, et, la visite faite, le reconduira chez lui.

« En le quittant, il lui remettra un bon d'honoraires de dix francs qui sera payé à présentation à la caisse de la Préfecture de police.

« Suivant la situation de fortune du malade, qui fera en temps convenable l'objet d'une enquête sommaire, l'administration lui réclamera le remboursement des honoraires alloués ou les prendra définitivement à sa charge. »

Le Conseil municipal qui est toujours prêt lorsqu'il s'agit d'une œuvre philantropique ; s'empressa d'accueillir la proposition du Préfet de police et vota le crédit demandé.

Le 1er janvier 1876, le service médical de nuit fut institué avec le concours de 554 médecins, qui avaient répondus à l'administration. L'arrêté du Préfet concernant l'organisation de ce nouveau service portait : « il commencera à 10 heures du soir, pour finir à 7 heures du matin, depuis le 1er octobre jusqu'au 31 mars, et à 11 heures du soir, jusqu'à 4 heures du matin, depuis le 1er avril, jusqu'au 30 septembre. Les médecins et sages-femmes qui désirent faire partie de ce service (c'est-à-dire, se rendre aux réquisitions qui leur seront faites pendant la nuit), demanderont leur inscription au Préfet de police. Le paiement des honoraires est assuré par la remise, par le gardien de la paix au médecin d'un bon d'honoraires de 10 francs. Lorsqu'il y a une opération ou un accouchement, un bon de 20 fr. »

Depuis sa fondation, le service médical de nuit prend chaque jour une importance considérable. Il fonctionne très régulièrement, à la grande satisfaction de tous, car il assure des soins aux malades, des honoraires aux médecins traitants et le sommeil aux autres.

Ce résultat s'est montré de suite si évident que plusieurs municipalités de France et de l'Etranger nous ont emprunté cette institution toute parisienne. En octobre 1875, le maire de Bordeaux adressait aux commissaires de police de cette ville une circulaire à propos des secours médicaux de nuit. Les villes de Lille, Lyon, Marseille, Alger, Saint-Etienne, etc., etc., en sont pourvues.

Après avoir été institué en 1874 à Saint-Pétersbourg, il a trouvé des imitateurs à Moscou, à Odessa, à Trieste et à Varsovie où, en 1883, il fut fondé par les soins de la section d'hygiène de la société médicale de cette ville. Après plusieurs essais par des praticiens isolés la section sanitaire de Varsovie chargea le Dr Guillaume Lubelski, médecin du Consulat général de France d'entrer en pourparlers avec le Dr Passant qui envoya une note relative au fonctionnement du service de nuit, note qui servit à la création de cet important service dans la vieille cité polonaise.

A Milan, l'œuvre des secours de nuit est en pleine prospérité (1). Elle existe à Turin, ou elle a été organisée par

(1) Voici le résumé du *service de garde médico-chirurgical de nuit* de la ville de Milan. Il a été constitué à Milan une Société ayant pour titre : *Guardia medico-chirurgica notturna.* Elle a son siège social place du Dôme, près la pharmacie centrale, portique du Sud, numéro 21. Elle a pour but de prêter assistance médico-chirurgicale pour les cas urgents à quiconque dans la ville de Milan, est subitement atteint moyennant une rémunération pour le médecin. Le minimum des visites est de 5 francs.

La Société se compose de membres actifs et de bienfaiteurs. Sont membres actifs les médecins prêtant leur concours ; les bienfaiteurs versent des cotisations annuelles qui ne doivent pas être inférieures à 5 francs. Elle est administrée par un conseil com-

l'éminent professeur Pacchiotti ; on la trouve également à Rome, à Lisbonne, etc., etc.

A Londres, le Dr Roth a introduit une proposition à la Chambre des communes pour l'introduction du plan du Dr Passant en Angleterre.

« Dans toutes les grandes villes, écrit le Dr Roth, beaucoup de gens tombent malades soudainement, pendant la nuit ; les enfants sont pris tout à coup par le croup, l'asthme, les coliques, les névralgies et d'autres douleurs ; les femmes ont des douleurs d'enfantement prématurées et souffrent d'attaques de nerfs ou d'hémorrhagies ; les hommes peuvent avoir des attaques d'apoplexie et tous, hommes, femmes ou enfants, sont sujets à beaucoup de maladies et à des accidents par le feu, le poison, qui peuvent nécessiter le service médical pendant la nuit.

« Les pauvres n'ont certainement pas le moyen d'appeler un médecin, et fréquemment, ne savent pas où demeure le médecin paroissial appartenant au district. En cas de nécessité, quand ils envoient un voisin obligeant qui a offert ses services par sympathie pour le patient au *Workhouse* le plus rapproché qui peut être éloigné d'un mille ou deux. En y arrivant, celui-ci tire la sonnette et obtient une réponse du gardien de nuit (quand il n'est pas endormi), au bout de quelques minutes, ce dernier, après avoir écouté ce qu'on demande, lui dit (désappointement de ne pas avoir d'Assistance médicale immédiate), d'aller chez l'employé aux secours du district, pour demander un bulletin pour le médecin paroissial, titre généralement donné au médecin des pauvres du district. Le messager court à la maison du docteur, ne trouvant généralement la rue qu'avec difficulté. Au bout de quelque temps, le domestique du médecin, qui, vraisemblablement est endormi, ouvre la porte, et en apprenant que son maître est requis immédiatement éveille le docteur. Celui-ci lit le bulletin et, pour obéir à son devoir officiel, se lève et s'habille lentement, car il est encore fatigué par suite de ses travaux laborieux de la journée précédente. Comme il n'y a pas de voiture, le médecin va à pied avec le messager et se trouve enfin dans la chambre du pauvre malade, la plupart du temps environné par une multitude de commères qui essaient, par des moyens impropres, de soulager le patient, car deux ou trois heures se sont écoulées depuis que le voisin est parti. Je n'ai pas besoin d'ajouter que le médecin arrive, la plupart du temps trop tard, de sorte que le temps précieux pour lequel le secours était possible est perdu. D'après les recherches que j'ai faites pour ce qui regarde l'assistance de nuit des sages-femmes paroissiales, je constate que

---

posé d'un président, d'un vice-président, d'un secrétaire et de deux conseillers. Il existe également des quêteurs ou collecteurs, dont le nombre est illimité ainsi qu'un trésorier. En 1877 il a été fait à Milan 421 visites et 365 en 1878. Nous ne possédons malheureusement pas les rapports depuis cette époque, mais nous sommes en mesure d'affirmer que cette Société est actuellement très florissante. (Dr Gritti, *Relazione della guardia médico-chirurgica notturna nel commune del Milano*, Milano, 1877-1878, broch. in 8°).

les pauvres femmes qui sont prises par des douleurs d'enfantement prématuré sont habituellement conduites à l'hospice dans une voiture ou, quand on ne peut se procurer ce véhicule, sur un brancard qui est envoyé de l'établissement. Il n'est pas rare que l'enfant naisse pendant le transport. Nous ne devons pas nous étonner qu'une telle chose arrive, puisque, même dans ces cas, plusieurs heures se sont écoulées entre le commencement des douleurs d'enfantement et le transport à *l'Union*.

« Les riches ne sont pas mieux partagés que les pauvres quand ils ont besoin d'une assistance médicale immédiate pendant la nuit en cas de maladie soudaine ou d'accident. Le médecin de la famille ne demeure pas toujours dans le voisinage ; peut-être on n'a pas de médecin attitré et, dans ce cas, le domestique est envoyé chez un médecin ou un chirurgien bien connu qui demeure probablement à une grande distance. Là il se passe un temps précieux avant que la porte soit ouverte et qu'on reçoive une réponse ; il peut arriver que le célèbre disciple d'Esculape ait été demandé par dépêche à la campagne. Le domestique revient et reçoit une autre adresse d'un médecin qui, revenu très tard et fatigué de chez un malade fort gravement atteint, a donné des ordres pour ne pas être dérangé, sinon par ce malade spécial. Un autre docteur est trouvé, mais, ayant un rhume, il regrette d'être incapable de sortir pendant la nuit. Enfin on trouve un médecin consentant et capable de faire une visite, mais pendant cette recherche après les médecins, le malade a souffert pendant plusieurs heures. Beaucoup d'autres incidents pourraient être mentionnés qui mettent obstacle à une prompte assistance médicale pendant la nuit, mais ceux que j'ai indiqués donneront une idée du service médical de nuit à Londres, dont les pauvres comme les riches, peuvent souffrir (1). »

---

(1) La *Gazette médicale de Paris* publie en ce moment, sous la signature du Dr Delvaille, chargé récemment d'une mission en Espagne, une très intéressante étude sur l'Assistance publique dans ce pays. Nous y trouvons (n° du 28 novembre 1891) de très utiles renseignements que nous joignons à tous ceux qui précèdent :

« Il n'est pas de commune espagnole, si pauvre qu'elle soit, qui d'après les lois de bienfaisance du pays, ne doive posséder, réduit à sa plus simple expression, un asile pour des secours momentanés aux blessés, ou pour la réception des malades ou infirmes, jusqu'au moment où ils seront envoyés à l'établissement provincial le plus voisin (art. 88 de la loi de 1849).

« L'article 88 du règlement du 14 mai 1852 dit que ces établissements pourront être aussi simples que possible, eu égard à la pauvreté de la commune ; ils comprendront une salle de réception, une chambre avec deux lits, une voiture ou tartane et deux chevaux bien entretenus.

« L'article 89 demande que, dans les communes aisées, l'installation de ces maisons de secours soit digne de la ville et qu'elles puissent même garder les malades ou blessés, s'il y a danger à les transporter ailleurs. L'article 90 y insiste en disant que les secours et l'hospitalisation à domicile constituent l'objet véritable et essentiel de la bienfaisance municipale. « La plupart du temps, ce sont

A Paris, l'organisation du service devint de jour en jour plus complète et tout le corps médical s'était allié l'œuvre du Dr Passant. Mais il manquait cependant quelque chose à cette entreprise. La Préfecture de police, quoique ayant adopté intégralement le programme de notre honorable Président du Comité médical n'avait pas encore établi une statistique médicale qui pût mettre sous les yeux de tous l'importance de ce service. Pendant les deux premières années du fonctionnement régulier du service médical de nuit, cette preuve matérielle et essentiellement scientifique

---

des médecins municipaux qui font le service de ces asiles qu'on appelle maisons de secours (*casas de socorro*)....

« La loi, en prescrivant l'installation dans chaque ville, indique qu'elles seront composées d'une petite pièce pour le pansement, d'une autre contenant quatre lits au moins, d'une salle de consultations, d'une chambre à coucher pour le médecin de garde, d'une autre pour l'aide (*practitante*), praticien, à peu près analogue à un interne, enfin d'une pièce pour magasin, vestiaire, lingerie, etc. Dans chacune de ces maisons, il y aura deux médecins nommés au concours et qui seront de garde à tour de rôle, soit pour être prêts à soigner les malades qu'on leur amènera, soit pour donner des consultations gratuites.

« La maison de secours est sous la direction de l'alcalde, assisté de trois conseillers municipaux. C'est à cette autorité, que le médecin le plus ancien doit rendre compte de tout ce qui se passe dans l'établissement (statistique et nature des secours, comptes, etc.). La maison est munie de moyens de transport pour les malades ou blessés qui tombent dans la rue, et qu'il y a lieu de transporter soit à la maison de secours, soit à l'hôpital, soit à domicile ; généralement ils passent par la maison, avant d'aller à une des autres destinations. Dans les grandes villes, les maisons ont un téléphone, permettant de communiquer avec l'hôpital, l'autorité, ou les particuliers.

« La loi qui prescrit l'installation de ces asiles, n'a pas été toujours obéie. L'État s'était d'abord chargé de leur installation et de leur entretien. Un règlement récent les met à la charge des villes ; et cependant, toutes n'en ont pas organisé elles-mêmes ; dans certaines on n'a pu en avoir que grâce à la générosité d'enfants du pays. Santander, ville de 41,000 habitants, en est dépourvu ou, plutôt, ce que l'on connaît sous ce nom manque de médecin.

« Voici un aperçu du nombre des cas soignés dans quelques villes, et que je trouve au Bulletin officiel, publié chaque mois par la direction générale, l'analogue par toute l'Espagne du Bulletin mensuel, que publie mensuellement pour Paris, mon distingué confrère et ami le Dr Bertillon. A Séville, ville de 143,182 habitants, il y a depuis 1870, trois maisons de secours dont l'une dans le faubourg populeux et industriel de Triana. Les frais, pendant l'année 1890, se sont élevés à 42.955 fr. Les deux maisons urbaines ont eu à soigner 3.211 cas de maladies internes, 4.000 cas de maladies externes, 2.904 accidents ; 1.858 opérations ont été faites. Pour la maison

avait été sinon perdue de vue, mais laissée de côté. Le Dr Passant, toujours soucieux de son œuvre, réussit à combler cette lacune, et, dès le mois de février 1876, il publiait tous les trois mois des tables statistiques du nombre de visites pour chaque arrondissement, du nombre d'hommes, de femmes et d'enfants ayant nécessité l'assistance médicale de nuit. Ces tables publiées régulièrement depuis et qui sont reconnues partout d'une incontestable utilité, donnent le tableau des différentes maladies observées par les médecins. Ces maladies sont groupées de la manière suivante :

I. — *Maladies de la gorge, des yeux et des oreilles, croup, coqueluche, etc.*

II. — *Maladies dans lesquelles le symptôme principal est « la crainte de suffoquer ». Parmi elles, par ordre de fréquence, sont la bronchite, l'angine, les maladies du cœur, l'inflammation, la congestion du poumon et l'asthme.*

III. — *Maladies avec prédominance de symptômes abdominaux, comme les affections gastro-intestinales, la cholérine, les coliques hépatiques, néphrétiques et saturnines, la dysenterie, la hernie étranglée, etc.*

---

du faubourg, il y a eu : malades internes 1.630, externes 2.012, accidents 1.698, opérations 1.100.

On voit que la proportion est plus forte pour le quartier populeux et industriel. La totalité des cas dans lesquels ont eu à intervenir les maisons de secours à Séville est donc de 15.463. Il y a eu 2.958 opérations.

En outre pour le premier trimestre de 1891, le nombre des cas a été de 876 en janvier, 1.121 en février (époque du carnaval), 282 en mars. Barcelone, ville beaucoup plus importante (277.000 habitants), a présenté pendant ces mêmes mois 310, 435 et 307 cas. Alicante, port marchand de 32.563 âmes, en a donné 161.170.208.

Dans son excellente monographie sur Séville, M. Hauser, faisant la statistique des maisons de secours de cette ville, trouvait que le minimum des cas se présentait en hiver et le maximum en été, et il expliquait cette supériorité par ce fait que, dans cette dernière saison, les marchés sont moins abondamment pourvus, à cause de l'exportation des produits du sol, qu'il y a plus d'occupations pour les ouvriers du bâtiment, que la taverne est plus fréquentée pour le jeu et la boisson ; qu'enfin la chaleur tropicale qui règne alors (en août 1891, on a observé 44°) rend les têtes plus chaudes et l'humeur plus batailleuse. Inutile de dire que les casas de socorro établies dans chacune des dix districts de Madrid sont fort bien installées et dirigées ; j'ai pu m'en convaincre dans une visite faite en la compagnie de mon confrère le Dr Espina, médecin distingué de l'hôpital provincial.

IV. — *Toutes les espèces d'hémorrhagies, de fièvre et de rhumatismes.*

V. — *Affections nerveuses, convulsions, névralgies, et névroses.*

VI. — *Congestion cérébrale, apoplexie, etc.*

VII. — *Avortements, accouchements prématurés et ordinaires.*

VIII. — *Accidents traumatiques, blessures, contusions, fractures, luxation et suicide.*

IX. — *Mort soudaine et accidentelle.*

Les statistiques sont basées sur des bulletins signés par les médecins de nuit, sur lesquels l'arrondissement, la rue, le sexe, l'âge, l'occupation et la maladie sont tous mentionnés.

Pour faire connaître l'importance de ce service, nous mettons sous les yeux de nos lecteurs le nombre des médecins et sages-femmes inscrits depuis dix ans.

1882	par	658	médecins	et par	185	sages-femmes.
1883	»	687	»	»	239	»
1884	»	739	»	»	308	»
1885	»	608	»	»	353	»
1886	»	572	»	»	374	»
1887	»	531	»	»	398	»
1888	»	506	»	»	428	»
1889	»	519	»	»	474	»
1890	»	520	»	»	505	»
1891	»	425	»	»	499	»

Voici, pour les visites de nuit, la progression du service depuis son institution :

En 1876 : 3616 *visites de nuit.*	En 1884 : 8712 *visites de nuit*
En 1877 : 3312 »	En 1885 : 7494 »
En 1878 : 3571 »	En 1886 : 7553 »
En 1879 : 5202 »	En 1887 : 7168 »
En 1880 : 6346 »	En 1888 : 7408 »
En 1881 : 6522 »	En 1889 : 8544 »
En 1882 : 6893 »	En 1890 : 9094 »
En 1883 : 6896 »	

Avant de terminer ce chapitre consacré à l'œuvre du Dr Passant, nous ne devons pas passer sous silence une proposition faite par ce dernier et le comte Serrurier au moment de l'affaire des ambulances urbaines.

Le comte Serrurier voulait que cette institution des secours de nuit et de secours aux blessés fût sous la protection de la Société française de secours aux blessés. Il voulait ainsi éviter les dépenses considérables que le système des ambulances urbaines de M. Nachtel était amené à entraîner. A cet effet il adressa avec M. Passant une lettre au préfet de police dans laquelle était résumé tout un programme complet sur l'organisation des secours à Paris. Le projet Serrurier-Passant consistait à faire déposer par la Société française de secours aux blessés des brancards dans les lieux publics tels que théâtres, églises, temples, concerts, marchés, mairies, etc., etc., ainsi que chez les pharmaciens qui en feraient la demande, dans les hôtels, cafés, ateliers, en un mot dans tous les endroits susceptibles de posséder un personnel capable de répondre à toute réquisition.

En cas d'accident, ou de cas subit de maladie, chaque agent de service aurait eu en poche un carnet sur lequel auraient été marqués les locaux où étaient déposés les brancards dans son périmètre. Le transport aurait été fait par les agents ou par le public et grâce à la profusion de ces brancards fournis par la Société française de secours aux blessés, on aurait pu conduire le malade ou le blessé au poste de secours le plus voisin ou à l'hôpital le plus proche.

Quant aux médecins, les noms de ceux qui auraient bien voulu se déplacer auraient été également inscrits sur le carnet des agents qui immédiatement couraient chercher le plus proche.

Malheureusement, la mort du comte Serrurier, survenue dans cet intervalle empêcha la réalisation de ce projet si humanitaire. Nous osons espérer que la Société française de secours aux blessés voudra bien le reprendre prochainement. Il mérite en effet qu'on s'y arrête sérieusement, car, à notre avis, il ne serait pas impossible, que, moyennant une subvention, la *Société Française de secours aux blessés*, qui dispose d'un nombreux matériel, put être utilement employés dans le service des secours publics en cas d'accidents.

V

Postes de secours de la compagnie du gaz du Mans, de Vendome et de Vannes. — Mission du Dr Mauriac en Allemagne. — Les Samaritains. — Société viennoise des sauveteurs volontaires. — Société des sauveteurs volontaires de Budapesth. — Les Ambulances urbaines de Bordeaux.

Nous aurons à insister dans nos conclusions sur différents points défectueux que nos lecteurs ont pu trouver comme nous dans cette organisation d'un des services les plus indispensables à une cité comme Paris, celui des différents secours en cas d'accident ou de maladie. Nous y exposerons quelques critiques justifiées par l'expérience, tout en rendant justice à la bonne volonté du Conseil municipal, de la Préfecture de la Seine et de la Préfecture de Police, nous essaierons, d'après les renseignements que nous avons recueillis de tous côtés, de relever les desiderata et de résumer aussi brièvement que possible ce qu'il y aurait à faire.

Auparavant, nous tenons à signaler deux institutions françaises qui rendent de réels services et sur lesquelles nous appelons tout particulièrement l'attention des personnes qui s'intéressent à notre cause. Nous voulons parler : 1° *des postes de secours de la Compagnie du gaz du Mans, de Vendôme et de Vannes ;* 2° *de la Société des ambulances urbaines de Bordeaux et des travaux de notre ami le Dr Mauriac.*

La Compagnie du Gaz du Mans de Vendôme et de Vannes a créé en 1880 un poste de secours à l'usine à gaz du Mans, sur le bord de la rivière la Sarthe. Ce poste se composait à l'origine d'une boîte de secours portative et d'un meuble renfermant tous les médicaments et appareils nécessaires en cas d'accidents dans l'usine. Plus tard furent installés à l'entrée du poste : 1° un tableau indiquant en gros caractères les premiers soins à donner aux noyés ; 2° un coffret d'avertissement électrique ; 3° deux grandes gaffes et une bouée avec cordage, laissées à la disposition du public ; 4° un bateau de sauvetage amarré non loin de là, un brancard, un lit, une table d'opérations, un appareil à douche froide et un chauffe-bains d'un type spécial avec baignoire, créé par la Compagnie, complètent cette installation.

En 1886, le Dr O. Dubois faisait modifier ce poste. Son organisation actuelle repose sur le principe suivant : « *Permettre au premier venu, doué d'une intelligence ordinaire et sachant lire, de donner d'urgence des secours efficaces à toute personne dont l'état physique réclame des soins immédiats.* »

Dans le poste se trouve une affiche intitulée *Liste des accidents* et sur laquelle il est expliqué qu'il faut y chercher le nom de l'accident. En face du nom trouvé est une lettre et chaque lettre correspond à un tableau contenant toutes les instructions nécessaires pour les soins à donner. Ces tableaux sont placés dans un casier vertical d'où il est facile de les extraire. A la suite du nom de chaque médicament ordonné dans les instructions est inscrit entre parenthèses le numéro d'ordre du flacon qui le contient, ce qui permet de trouver immédiatement celui-ci ; l'étiquette de chaque flacon porte les instructions qui nécessitent l'emploi et la conservation du produit. De même à la suite du nom de chaque instrument, ustensile ou pièce de pansement, est inscrite également une lettre de renvoi indiquant dans quel tiroir ou casier se trouve l'objet cité. Enfin il existe un grand tableau comprenant la liste alphabétique de tous les médicaments, objets de pansements et ustensiles sans exception, avec l'indication de leur numéro ou de leur lettre de renvoi. Cette liste a pour but de faciliter non seulement les recherches, mais encore la vérification du matériel qui doit toujours être au complet, en bon état et dans l'ordre voulu.

Cette organisation de secours est faite en prévision de l'absence du médecin et permet à chacun de secourir d'urgence une personne en danger, elle mérite d'être étudiée sérieusement et pourrait être appliquée avec avantage dans nombre d'endroits. Quant à l'usine du Mans, il s'y trouve toujours un employé capable de donner les premiers secours. (1) M. Seguin, directeur de la Compagnie du Gaz

(1) Voir pour plus de détails : *Notice explicative concernant le poste de secours de la Compagnie du Gaz du Mans, de Vendôme et de Vannes.* Le Mans. 1889, in 8°.

du Mans a bien voulu nous donner d'intéressants documents sur son œuvre digne d'être imitée. Nous tenons à lui adresser nos plus sincères remercîments.

Le Dr Mauriac, inspecteur général de la salubrité et membre du Conseil central d'hygiène du département de la Gironde, a fondé à Bordeaux, il y a quinze mois, sous le titre de Société des Ambulances Urbaines, une institution philanthropique qui est appelée, croyons-nous, à rendre les plus grands services à la population de cette importante cité. Cette Société, dont les statuts ont été approuvés par arrêté préfectoral en date du 15 juin 1890, compte aujourd'hui plus de 400 membres dont cinquante-trois médecins et quarante-deux pharmaciens, membres actifs. Le montant des sommes déjà souscrites en faveur de l'œuvre s'élève à plus de vingt-deux mille francs. Les dépenses de la première année, y compris les frais d'installations des Postes de secours, ont atteint le chiffre de 16.000 francs.

Un premier poste de secours, muni de tous les médicaments et objets de pansements nécessaires et desservi de jour et de nuit par un personnel médical (1), a été ouvert à Bacalan, rue Lucien-Faure, n° 6, le 15 novembre 1890. (Il y a une bibliothèque médicale dans le poste, à l'usage des élèves de garde.)

Depuis cette époque jusqu'à ce jour(2), onze cent deux personnes, victimes d'accidents et atteintes de blessures plus ou moins graves ont reçu gratuitement les premiers soins dans ce poste. On y a pratiqué, en outre, plus de dix-huit cents pansements secondaires.

Plusieurs noyés ont été rappelés à la vie, grâce à l'emploi des appareils à gaz oxygène dont le Poste est pourvu.

Un second poste de secours, analogue à celui de Bacalan, a été ouvert le 15 octobre 1891 dans un local situé sur le quai des Chartrons, en face de la rue Latour. Ce local a été mis gracieusement à la disposition de la Société par la Municipalité de Bordeaux. Cinquante-trois blessés y ont reçu des soins pendant le premier mois de son fonctionnement.

---

(1) Le service médical de ce poste est assuré par sept internes (étudiants à 16 inscriptions) qui font la garde à tour de rôle. Une indemnité de cinq francs leur est allouée par journée de garde. Il y a en outre un interne résident pour le service de nuit et un infirmier diplômé qui est logé dans le poste.

(2) 15 novembre 1891.

Le transport à l'hôpital ou à domicile des blessés soignés dans ces postes est assuré par des brancards à bras du type le plus perfectionné et par des voitures-brancards à quatre roues, caoutchoutées, à capote et à tablier mobile.

Les postes de secours sont reliés au réseau téléphonique municipal, ce qui permet, dans les cas d'accidents graves, d'appeler rapidement les médecins membres actifs.

Indépendamment de ces deux grands postes, la Société a installé vingt-deux postes de secours *auxiliaires* dans les principaux postes de police de la ville, à la Permanence et à l'Asile de nuit Albert-Brandenburg. Ces postes auxiliaires, dans lesquels sont déposés une boîte à pansements et un brancard à bras, sont signalés au public par des plaques indicatives en fonte émaillée, portant l'inscription suivante : *Secours aux blessés.* Les gardiens de la paix de service y remplissent les fonctions d'infirmiers. Ces postes de secours auxiliaires, disséminés sur les différents points de la ville, sont reliés téléphoniquement aux postes principaux par la Permanence. Trente-huit blessés y ont reçu des soins pendant le premier mois de leur fonctionnement.

Tous les hommes gradés de la police et tous les gardiens de 1re classe sont actuellement en mesure de se servir utilement, le cas échéant, des médicaments et objets de pansement déposés dans ces postes. Depuis cinq mois, des conférences suivies d'exercices pratiques sur les premiers soins à donner en cas d'accidents leur sont faites régulièrement une fois par semaine, à l'Hôtel de la police municipale, par M. le Dr Mauriac, Secrétaire général des Ambulances urbaines. Cent soixante-quinze hommes environ, divisés en quatre séries, ont déjà reçu cet enseignement.

La Société a formé de la sorte tout un personnel d'ambulanciers ou *Samaritains* susceptibles de secourir efficacement leurs semblables dans tous les cas d'accidents et de donner sur place les premiers soins urgents, en attendant l'arrivée du médecin ou le transport du blessé à l'hôpital.

Il n'est pas douteux qu'une organisation des secours publics ainsi comprise est appelée à rendre de grands services à la population, car c'est par milliers que se chiffrent chaque année les accidents survenus sur la voie publique, sur le fleuve, dans les usines et dans les ateliers.

Les moyens de transport des blessés de la rue et des ateliers jouant un rôle très important dans l'organisation des *prompts secours* en cas d'accidents, la Société s'est appliquée à les multiplier le plus possible.

C'est ainsi que des brancards à bras ont, en outre, été déposés dans vingt-cinq pharmacies de la ville qui constituent autant de nouveaux postes de secours auxiliaires. Six conférences sur les premiers soins à donner en cas d'accidents ont déjà été faites, à l'Athénée, à MM. les pharmaciens membres actifs, par M. le Dr Léon, médecin en chef de la marine en retraite, membre du Conseil d'administration. Ces conférences seront renouvelées chaque année.

Enfin, une ambulance volante, composée, comme personnel, d'un médecin, d'un élève en médecine et d'un infirmier, et comme matériel, d'un omnibus d'ambulance, d'une tente, d'un lit, d'un brancard, d'une boîte de secours complète, d'une table et de quatre chaises, a été envoyée à neuf reprises différentes sur l'hippodrome de Bouscat, à l'occasion des courses d'obstacles.

Tel est le bilan des services rendus par la Société pendant sa première année d'existence.

L'organisation complète des secours aux blessés et aux noyés comporte la création d'un troisième grand poste sur le quai de Paludate et de deux postes auxiliaires à La Bastide, quai de Queyries et quai de Lormont.

Or, la Société a besoin, pour remplir cette seconde partie de son programme, de se procurer de nouvelles ressources et elle fait appel à la générosité de tous les philanthropes girondins.

Elle espère qu'en présence des services déjà rendus, la population bordelaise n'hésitera pas à lui fournir les moyens de compléter son Œuvre et d'en étendre les bienfaits à tous les quartiers de la ville.

Œuvre annexe des dispensaires pour enfants malades. — Depuis le mois de juin 1891, un Dispensaire pour le traitement des enfants malades du quartier de Bacalan a été ouvert dans le local du poste de secours de la rue Lucien-Faure. Ce dispensaire fonctionne sans frais, sous le patronage de la Société, grâce au désintéressement de ses médecins.

Les consultations ont lieu tous les jours à quatre heures et sont données, à tour de rôle, par des médecins, des chirurgiens et des spécialistes, membres actifs de la Société des Ambulances urbaines.

En moins de cinq mois, près de cinq cents enfants ont été soignés dans ce Dispensaire, dont la création répondait à un besoin réel, à cause du trop grand éloignement de l'hôpital des Enfants, qui ne permettait pas le plus souvent aux mères de famille ouvrières, habitant ce quartier, de conduire leurs enfants aux consultations gratuites dudit hôpital.

M. le Dr Mauriac, qui avait été chargé en 1888 par le Ministère de l'Intérieur d'une mission pour étudier en Allemagne et en Autriche-Hongrie, certaines questions d'assistance publique et d'hygiène, en a profité pour examiner de près, et d'une façon toute spéciale, l'organisation des secours publics en cas d'accidents dans ces deux pays. En 1889, au Congrès international d'assistance publique, M. Mauriac présentait un intéressant rapport sur cette question accompagné d'un projet de création d'une Société d'ambulances urbaines à Bordeaux (1).

M. Mauriac ne nous en voudra pas, je crois, d'emprunter à son travail un certain nombre de citations. Voici ce qu'il nous dit des Sociétés de secours en Allemagne :

« En Allemagne, les secours immédiats, en cas d'accidents, sont assurés sur tous les points de l'Empire par la *Société Allemande des Samaritains (Deutscher Samariter Verein)*, fondée à Kiel en 1882, par l'éminent chirurgien Fredéric-Esmarch. Le but que cette Société s'est proposé d'atteindre est nettement exposé dans ses statuts, que je demande la permission de reproduire ici :

Statuts de l'Association samaritaine allemande.
But de l'Association.

Art. 1er. — Le but que s'est proposé l'Association samaritaine est de répandre dans le public les notions de premiers soins à donner en cas d'accidents subits en créant partout où c'est possible des Ecoles Samaritaines.

L'Instruction donnée dans ces écoles se réduit exclusivement aux soins indispensables *jusqu'à l'arrivée du médecin.*

L'Association vise en première ligne, pour ce qui regarde l'offre de ces secours les directeurs de toutes les corporations, de toutes les Sociétés privées ou officielles, les militaires et les marins, en un mot, les personnes qui se trouvent le plus fréquemment dans le cas d'être les témoins des accidents.

---

(1) E. Mauriac. *L'organisation des secours publics en cas d'accidents en Allemagne et en Autriche-Hongrie. Projet de création d'une Société d'ambulances urbaines à Bordeaux*, 1 broch. in-8°. Féret et fils, Editeurs à Bordeaux. Prix : 1 fr. 50.

Pourtant, elle doit offrir à chacun l'occasion d'acquérir les connaissances nécessaires pour pouvoir, de la manière susdite, se rendre utile à son semblable.

L'Association tâchera de trouver à cette fin des personnes aptes à donner l'enseignement samaritain, et elle leur viendra en aide, autant que possible, en leur facilitant l'acquisition des écrits, des tableaux, des modèles et des objets de pansement nécessaires à cet enseignement.

Toute personne qui aura fréquenté les cours à l'école samaritaine et aura pris part aux exercices pratiques, pourra, si elle le désire, passer un examen. Celui qui le subit d'une manière satisfaisante obtiendra un diplôme qui lui accorde le titre de *Samaritain* et le met dans l'obligation volontaire d'offrir ses secours à *titre gratuit*.

L'Association pourra toutefois récompenser des services extraordinaires, accorder des distinctions honorifiques et des témoignages spéciaux de reconnaissance.

Art. 2. — Le Comité directeur de l'Association choisit parmi ses membres deux présidents, un secrétaire et un trésorier.

Art. 3. — Le titre de membre s'obtient par une cotisation annuelle d'au moins 1 mark (1 fr. 25) ; en versant une fois la somme de 20 marks (25 fr.) on devient membre à vie. »

Au bout de la première année d'existence, continue M. Mauriac, cette société d'initiative essentiellement privée avait fondé des groupes dans soixante-dix-neuf villes de l'Empire allemand... Aujourd'hui, elle étend son action sur toutes les villes de l'Empire, même les plus petites, dans tous les districts houilliers, dans les fabriques, les grands chantiers, etc. Tous les gouvernements, tous les ministères se sont intéressés à soutenir et à développer cette œuvre et les populations elles-mêmes en ont vite compris l'utilité....

« A Berlin, le groupe de la Société allemande des Samaritains comptait, en 1887, 464 membres participants. Pendant cette même année, le groupe a organisé dans la ville 17 cours d'instruction pratique. Un de ces cours a été créé spécialement pour la princesse Victoria et pour les personnes de sa suite. Dans les autres cours, toutes les classes de la population étaient représentées. On a compté au total 1.100 femmes et 1.109 hommes qui ont suivi ces leçons, ce qui représente une moyenne de 125 personnes par cours.

« En 1888, on a fait 14 cours (5 pour les dames, 9 pour les hommes) et 37 cours de répétition (10 pour les dames, 27 pour les hommes). Ces cours ont été suivis par 159 femmes et 351 hommes, dont 210 agents des postes et 51 mécaniciens.

« En outre, la Société des Samaritains a organisé des cours spéciaux pour le corps des sapeurs-pompiers et pour le corps de police de Berlin. L'instruction samaritaine des pompiers a commencé dès l'année 1884. On a d'abord instruit 6 hommes par compagnie (il y a 5 compagnies), ce qui a donné 30 sergents ou pompiers instruits. Puis on a reconnu la nécessité d'augmenter le nombre des pompiers instruits, de manière à avoir dans chaque poste plusieurs samaritains et on a donné l'instruction à 60 hommes nouveaux. Chaque pompier instruit est possesseur d'un catéchisme samaritain. Ce catéchisme est un petit livre, orné de gravures, très pratiquement rédigé par le professeur Esmarch lui-même et qui contient l'indication des premiers secours à donner dans chaque cas en attendant l'arrivée du médecin. Bien entendu, chaque compagnie est pourvue d'une boîte pharmaceutique ; une sixième boîte est tenue en réserve. La compagnie emporte avec elle sa boîte de secours chaque fois qu'elle va au feu.

Dans le corps de la police, les cours d'instruction samaritaine ont commencé dès la première année de la création de la Société, c'est-à-dire en 1882, sous la direction du conseiller de santé Dr Hamburger.

En 1882 et 1883, 8 cours d'enseignement ont été organisés ; 4 hommes par arrondissement de police y ont pris part. En 1887 et 1888, 4 nouveaux cours ont été créés et ont été suivis par 2 autres agents par arrondissement, ce qui fait qu'il y a maintenant 6 hommes instruits par arrondissement de police. Les arrondissements de Berlin étant au nombre de 74, il y a actuellement 444 hommes instruits. En y ajoutant environ 25 officiers et quelques autres employés qui ont pris part aux cours, le nombre total approximatif des hommes de police instruits dans l'œuvre samaritaine s'élève à 500.

Ajoutons qu'il y a constamment dans chaque poste de police un ou plusieurs hommes au courant du service samaritain. De plus, chaque arrondissement est muni d'un certain nombre de boîtes de secours et de tous les moyens nécessaires pour transporter les blessés. Les postes de police des gares de chemins de fer sont organisés de la même manière.

Il serait trop long de décrire ici l'organisation et le fonctionnement des autres groupes samaritains dans les principales villes de l'Empire. Nous nous contenterons d'en citer quelques-uns des plus importants, en faisant observer que chacun de ces groupes a son existence autonome et sa complète indépendance. Il n'y a fédération entre eux qu'au point de vue moral.

En 1887, le groupe de Leipzig, composé de 300 membres et ayant comme protecteur Sa Majesté le roi de Saxe, a organisé 110 leçons qui ont été suivies par 228 auditeurs.

Les Samaritains instruits ont reçu efficacement des blessés dans 95 cas dont quelques-uns très graves. De plus, les deux postes de secours (*sanitats-wachen*) installés dans la ville ont eu l'occasion de prêter leur concours dans 1,394 cas.

En 1888, le nombre des membres de la Société de Leipzig a plus que quadruplé. De 300, il est monté à 1.240. Ses ressources ont augmenté dans les mêmes proportions. (Le groupe reçoit une forte subvention communale.) Comme renseignement utile, citons le chiffre des dépenses des deux postes sanitaires qui se sont élevées à 7.800 marks. Le traitement de chaque blessé soigné dans ces postes (il y en a eu 1.771 en 1888) ressort à 3 marks 50, soit 4 fr. 40.

Pendant cette même année, l'instruction samaritaine a été donnée dans 117 conférences, qui ont été suivies par 344 auditeurs, dont la plupart étaient des agents de police, des pompiers et des ouvriers constructeurs.

En moins de trois ans, la Société de Leipzig a instruit dans ses cours 1.700 personnes qui ont pu secourir isolément des blessés ou des malades dans plus de 500 cas. De plus, 6.600 blessés ou malades atteints sur la voie publique d'indispositions subites ont été soignés dans les deux postes de secours de la ville.

Dans la province de Schleswig-Holstein, l'instruction samaritaine a été donnée à la plus grande partie des corps de pompiers volontaires. Sur 190 corps que compte cette province, il y en a 145 qui ont reçu l'instruction.

Ces 145 corps comprennent 11.566 membres dont 1.048 (soit 9 %) ont été instruits. L'instruction est donnée partout gratuitement par les médecins domiciliés à l'endroit même où se trouvent ces corps.

Tous les gendarmes de cette province (9e brigade de gendarmerie) ont été pourvus du catéchisme samaritain et de draps triangulaires pour les pansements.

Nous suivons successivement dans le travail de M. Mauriac les progrès de la Société samaritaine dont les leçons sont successivement importées à l'Ecole des brasseurs de Berlin, dans les associations allemandes de contremaîtres de fabriques, à l'Ecole d'agriculteurs d'Oranienburg et à l'Ecole des mineurs de Waldenburg. Nombre de sociétés de gymnastique et la Société allemande de la Croix-Rouge ont adopté les statuts des Samaritains et ont eu bientôt comme imitateurs les Ecoles professionnelles, les séminaires et même l'armée où de nombreux élèves suivent couramment les leçons théoriques et pratiques sur les premiers soins à donner en cas d'accidents. Dans la séance du 2 mai 1888, le baron Douglas a fait approuver au Reichstag la proposition d'introduire dans l'armée cet enseignement si éminemment pratique, adopté à l'unanimité.

Pour les secours aux noyés, les Samaritains possèdent également d'excellentes institutions.

« Les nombreux Samaritains instruits qui sont actuellement répandus dans toutes les parties de l'Empire, continue M. Mauriac connaissent parfaitement les soins qu'il convient de donner à un noyé et savent pratiquer la respiration artificielle. Mais, comme on ne peut espérer qu'un Samaritain se trouvera toujours sur le lieu de l'accident, la Société a voulu que le premier venu fût mis à même de secourir efficacement un noyé, et il faut convenir qu'elle a trouvé un moyen très pratique pour obtenir ce résultat.

Elle a fait confectionner et placer dans tous les endroits où les accidents d'asphyxie par submersion sont le plus habituellement observés de grands tableaux en fer-blanc sur lesquels sont imprimées en grosses lettres les règles essentielles pour rappeler à la vie un noyé en état de mort apparente, et, pour faciliter au public l'application de ces soins, chacune de ces instructions est accompagnée de figures démonstratives, notamment en ce qui concerne les manœuvres de la respiration artificielle, etc.

La difficulté était de connaître exactement les endroits où ces tableaux pouvaient être utilement placés et aussi d'assurer leur conservation en les mettant à l'abri de la malveillance des passants.

La Société s'est adressée dans ce but aux autorités gouvernementales. Elle a demandé aux gouverneurs de chaque province, à toutes les municipalités de vouloir bien lui indiquer les endroits où ces tableaux devaient être placés en même temps les a priés de les prendre sous leur protection.

Cette demande a reçu partout l'accueil le plus bienveillant, ainsi qu'on peut en juger par les réponses publiées dans le compte rendu de l'année 1886.

Le Ministre de l'Intérieur de Prusse notamment répondit, après enquête faite auprès de toutes les autorités provinciales, qu'il y avait lieu de placer 3,420 tableaux de sauvetage dans les différents arrondissements (*Regierungebezirk*) du royaume et donna l'indication exacte des endroits où ces tableaux devaient être placés. De plus, il promit d'attirer l'attention du public sur ces tableaux et de lui faire comprendre leur utilité par des affiches et circulaires.

La plupart de ces tableaux sont aujourd'hui placés et rendent partout de précieux services.

Il en existe dans toutes les écoles de natation, bains publics de rivière et de mer, dans tous les ports, dans les postes des Sociétés nautiques, des clubs de patineurs, dans les chantiers maritimes, etc.

Nous croyons que les Sociétés françaises de sauvetage feraient bien d'adopter l'usage de semblables tableaux et de les répandre le plus possible, en attendant que le gouvernement ou les municipalités veuillent bien prendre l'initiative d'une organisation complète de secours aux noyés. » (1).

En Autriche-Hongrie, il existe des Sociétés de secours publics. La première est *la Société viennoise des sauveteurs volontaires.* Cette Société a été fondée le lendemain du terrible incendie du Ring-Théâtre de Vienne (8 décembre 1881) où périrent 449 personnes ! Sous l'impression de cette catastrophe, un Comité se forma immédiatement et recueillit en peu de temps d'importantes souscriptions (près de 400,000 francs) qui lui permirent d'organiser une Société puissante à laquelle on donna le nom de *Société viennoise de Sauveteurs volontaires*. Elle est patronnée par l'Empereur et se divise en trois sections : secours contre l'incendie, secours en cas d'incendie, et secours en cas d'accidents.

(1) Malgré la défectuosité de nos services de secours, nous sommes heureux de constater, comme on l'a vu plus haut, que ces tableaux existent, quoique en nombre insuffisant, depuis 1772. Seuls les aides et le matériel sont insuffisants.

Cette dernière section compte 200 médecins et 200 hommes sanitaires recrutés parmi les étudiants en médecine.

A l'époque de sa visite (octobre 1888), le Dr Mauriac dit que la Société possédait à Vienne trois postes de secours permanents (*Sanitats Station*) situés : le premier, Fleischmarkt, 1 ; le second, Giselastrasse, 1 ; le troisième, au Prater, en face de la porte sud de la Rotonde.

Ces postes sont munis de tous les objets de pansement et des moyens de transport des malades et des blessés. Ils sont mis en communication par le téléphone avec la Direction de la police. Il y a constamment dans chacun d'eux trois hommes sanitaires de garde (étudiants en médecine) qui sont de service pendant vingt-quatre heures (de huit heures du soir à huit heures du soir). Trois autres hommes sanitaires sont en réserve. Ces étudiants sont nourris gratuitement dans le poste pendant la durée de leur service. C'est la seule rétribution qu'ils reçoivent.

Dans le poste central de Fleischmarkt, on donne le logement gratuit à un certain nombre d'étudiants qu'on a ainsi toujours sous la main pour renforcer à l'occasion les hommes de service.

Les hommes sanitaires portent comme signes distinctifs, quand ils sont de service, une casquette spéciale et un brassard au bras gauche.

Le chef de poste doit obéir à toutes les réquisitions de la police et mettre le matériel sanitaire à sa disposition. Il juge s'il doit envoyer un brancard ou une voiture. Pour toute maladie grave, il appelle un médecin ; pour toute intervention chirurgicale sérieuse, il appelle un chirurgien.

Les hommes sanitaires reçoivent des instructions spéciales pour agir dans des cas déterminés, en attendant l'arrivée du médecin ; par exemple, dans les cas de mort apparente, de suicide par strangulation, par vapeurs délétères, d'accouchement subit, d'empoisonnement, d'hémorragies artérielles, etc.

Ces instructions sont résumées dans un certain nombre de brochures ayant pour titre : 1° *Les premiers soins à donner en cas d'accidents*, avec douze figures et un appendice, par le professeur A. Mosetig Ritter von Moorhof, chirurgien en chef de la Société ; 2° *Le transport des malades et des blessés* ; 3° *Règlement et instructions spéciales de la Société viennoise des sauveteurs volontaires*, etc.

Tout malade qui désire être transporté par les soins de la Société dans un hôpital, ou simplement d'un lieu à un autre, en cas de déménagement, par exemple, doit produire une attestation écrite d'un médecin désignant la maladie dont il est atteint et le genre de voiture qui doit le porter.

La Société dispose, pour cet important service, de 25 voitures de différents types et de beaucoup d'autres moyens de transport, dont plusieurs modèles ont été envoyés à l'Exposition d'Hygiène de Berlin en 1883 et y ont reçu des récompenses.

On transporte actuellement à Vienne une moyenne de 10 malades par jour. 20 hommes sont occupés à ce service. La remise des voitures pour les maladies contagieuses est séparée de la remise des autres voitures. Tout ce matériel sanitaire est placé dans un local situé dans le IXe arrondissement, Liechtensteinstrasse, 37.

En outre, la Société a déposé dans 22 endroits très en vue (généralement aux stations de tramways) un ou deux brancards qui sont à la disposition du public.

Les membres de la Société font des conférences qui, toutes, sont suivies et sont distribuées après impression aux auditeurs. La valeur du matériel de cette Société s'élevait en 1889 à 170.000 francs. La municipalité de Vienne lui alloue annuellement 3.000 florins.

La *Société des Sauveteurs volontaires de Budapest* a été fondée le 10 mai 1887 par le Dr Géza Kresc, médecin municipal, qui en est le Directeur. Elle a pour Président le comte Aladar Andrassy et est placée sous le patronage du grand-duc Joseph. Son but est de donner les premiers soins en cas d'accidents et de secourir les noyés. Elle ne concourt pas, comme la Société de Vienne, à l'extinction des incendies.

La Société comprend des membres fondateurs, des membres bienfaiteurs, des membres honoraires et des membres actifs. Les membres fondateurs paient une cotisation annuelle de 200 florins ; les bienfaiteurs paient 50 florins et les membres honoraires 3 florins seulement par an. Les membres actifs ne paient aucune cotisation. Ils se recrutent exclusivement parmi les médecins et les étudiants en médecine qui ont déjà fait des études suffisantes pour donner des soins aux blessés. On compte actuellement, comme membres actifs, environ 40 médecins et 400 étudiants en médecine.

La Société ne possède encore qu'un seul poste de secours central situé au Léopoldstatter Kirchenbazar. L'établissement se compose de six pièces : une chambre d'opérations, une chambre de garde pour les étudiants en médecine, une chambre de malades, une salle de bibliothèque, une chambre pour le chef de poste et une chambre pour les domestiques.

Le poste est pourvu d'un certain nombre de boîtes d'instruments de chirurgie et de tous les appareils, objets de pansement et médicaments indispensables. Non loin de là se trouve une remise avec trois voitures pour le transport des malades et un omnibus qui sert dans les cas de grands accidents. On y voit aussi une vingtaine de brancards de différents modèles. La Société possède en outre quatre chevaux pour le service du transport des blessés et des malades (non contagieux) soit à l'hôpital, soit à domicile.

Le service du poste de secours est organisé de la façon suivante : Quatre étudiants en médecine, dont l'un est le chef, se rendent au poste tous les soirs à sept heures et y restent en permanence pendant vingt-quatre heures. Ils ne peuvent sortir que lorsqu'ils sont requis pour aller porter secours au dehors. Ils ne peuvent se coucher qu'après minuit et doivent être debout à cinq heures du matin. Ils dorment tout habillés sur des lits de camp, de manière à être toujours prêt à partir au premier signal. Les étudiants de service sont nourris gratuitement par la Société. Dans leurs moments de loisir, ils peuvent lire les journaux et les livres de la bibliothèque.

Indépendamment de ces quatre étudiants de service, il y en a huit autres qui sont en réserve et qui peuvent être appelés immédiatement dans les cas d'accidents graves entraînant des blessures chez un grand nombre de personnes. Ces derniers sont choisis, autant que possible, parmi les étudiants ayant terminé leurs études mais n'étant pas encore diplômés. Ils sont logés gratuitement par la Société. La moyenne des accidents signalés au poste est de 14 par jour, mais ce chiffre s'élève parfois à 25.

Des ambulances volantes sont installées dans les grandes réunions populaires. Quant aux secours aux noyés, le service est assuré par un bateau à vapeur circulant constamment sur le Danube, sans sortir de la ville. Mais ce bateau revient fort cher.

Il faut lire la brochure de M. Mauriac pour se rendre compte de ce qui s'est fait dans ce pays. Son rapport, écrit avec netteté et consciencieusement rédigé, montre la rapidité avec laquelle grandissent et se développent les sociétés de secours en cas d'accidents partout où elles sont organisées. Il rappelle qu'en Angleterre, cette question des premiers secours a attiré l'attention du public et du gouvernement.

La *Saint-Johns ambulance Association* a déjà instruit en 1889 plus de 100.000 personnes, parmi lesquelles 1,000 AGENTS DE POLICE (1). Nous avons vu plus haut ce qui se fait à New-York. En Amérique la compagnie des chemins de fer a institué des cours d'*enseignement* samaritain pour tous ses employés. La Suède, la Norwège et la Suisse ont adopté les principes de l'Association samaritaine. En Suède et en Danemark, les leçons pour les premiers soins à donner en cas d'accidents sont faits par la Société de la Croix-Rouge. En Italie, cet enseignement est donné dans nombre d'écoles supérieures.

Dans une lettre qu'il nous a adressée ces jours-ci, M. Mauriac nous donne des preuves convaincantes de l'utilité de son œuvre.

« Je continue, dit-il, une fois par semaine mes conférences aux hommes gradés des gardiens de la paix. 175 hommes sont déjà instruits — (et cela en moins d'un an). — Je les ai divisés en quatre séries de 40 à 45 hommes chacune et je fais alternativement à chaque série une conférence pratique. Trente-deux conférences ont déjà été faites. Dans les conférences pratiques, les hommes font les uns après les autres la manœuvre des brancards, les pansements, les appareils à fracture, l'application de la bande hémostatique, les manœuvres de la respiration artificielle (procédé de Sylvester), pour rappeler à la vie les noyés et asphyxiés, etc. Ils se tirent fort bien d'affaire et semblent prendre goût à ces exercices. A partir du mois prochain, un certain nombre de pompiers et de douaniers recevront une instruction semblable.

« Nous aurons de la sorte un personnel d'ambulanciers parfaitement dressés et disciplinés, qui seront en mesure d'intervenir utilement toutes les fois qu'un accident se produira sur la voie publique ou sur le fleuve, à proximité des nombreux postes de secours que nous avons installés sur tous les points de la ville.

---

(1) Nous avons reçu du directeur de cette œuvre des renseignements très complets qu'il nous a adressés avec la plus grande courtoisie et sur lesquels nous reviendrons plus tard.

« Et notez que toute cette organisation se fait à peu de frais, nos postes auxiliaires étant tous annexés à des postes de police, de pompiers ou de douaniers, d'où pas de loyer à payer. Tous ces Postes sont reliés entre eux par le téléphone. En somme, nous n'avons eu à acheter pour l'installation de ces postes qu'une boîte à pansements (1) et un brancard régimentaire et à faire les frais de la plaque émaillée fixée à l'extérieur de ces postes et qui porte l'inscription suivante :

SOCIÉTÉ DES AMBULANCES DE BORDEAUX

Secours aux blessés.

« Dans les postes placés à proximité du fleuve, la plaque porte : « *Secours aux blessés et aux noyés.* » Ces derniers postes sont munis d'une seconde boîte spécialement composée pour les soins à donner aux noyés. Ajoutez à cela que 25 de nos pharmaciens adhé-

---

(1) Nous sommes heureux de pouvoir donner ici le détail des objets contenus dans cette boîte qui, à notre humble avis, nous semble fort bien comprise.

A. — NOMENCLATURE DES MÉDICAMENTS ET OBJETS DE PANSEMENTS CONTENUS DANS CETTE BOITE. — 1° Un panier en zinc à quatre compartiments, comprenant quatre flacons, savoir : un flacon de glycérine phéniquée (*glycérine et acide phénique par parties égales*), un flacon d'extrait de Saturne, un flacon de liniment oléo-calcaire, un flacon d'eau de mélisse des Carmes. — 2° Une cuvette graduée en zinc (*pour recevoir les liquides servant aux pansements*). Dans cette cuvette est placée une boîte en carton à cinq compartiments, contenant cinq petits flacons, savoir : un flacon d'ammoniaque, un flacon d'éther sulfurique, un flacon de perchlorure de fer, un flacon de teinture d'arnica, un flacon de laudanum. — 3° Huit compresses de pansements (*deux grandes, deux moyennes et quatre petites*) et huit bandes de tarlatane (*quatre moyennes et quatre petites*). — 4° Trois bandages triangulaires. — 5° Trente tampons de ouate hydrophile (*pour le lavage des plaies*). — 6° Une bande hémostatique en caoutchouc (*pour arrêter les hémorrhagies artérielles*). — 7° Six attelles en bois de grandeur différente, six coussins de balle d'avoine, six lacs. — 8° Une paire de ciseaux. — 9° Un compte-gouttes. — 10° Une boîte à sucre. — 11° Une boîte d'épingles de sûreté. — 12° Une boîte d'épingles ordinaires. — 13° Une cuillère en bois de cinq centimètres cubes. — 14° Une boîte de sinapismes Rigollot. — 15° Un savon antiseptique (*pour le lavage des mains avant le pansement*). — Un petit Manuel sur les premiers soins à donner en cas d'accidents.

B. — INSTRUCTION SUR LA MANIÈRE DE SE SERVIR DES MÉDICAMENTS CONTENUS DANS CETTE BOITE. — 1° *Glycérine phéniquée.* — Une cuillerée à café dans un verre d'eau ordinaire pour préparer l'*eau phéniquée* devant servir au lavage et au pansement des plaies.

2° *Extrait de Saturne.* — Une cuillerée à café dans un verre d'eau

rents sont déjà pourvus d'un brancard, d'une bande hémostatique, etc.; les 25 pharmacies pourvues de notre plaque, constituent autant de postes de secours auxiliaires, de telle sorte qu'il existe aujourd'hui à Bordeaux plus de 45 postes de secours auxiliaires, sans compter les deux postes principaux. »

L'organisation des postes principaux mérite d'être tout particulièrement signalée : Le poste de Bacalan se compose d'un rez-de-chaussée et d'un premier étage composés de cinq pièces, modestement meublées et dans lesquelles sont déposés les médicaments, appareils et objets de pansement les plus indispensables, ainsi qu'un matériel de transport comprenant deux brancards sur roues et quatre brancards à bras.

Dans ce poste, se tiennent en permanence pendant toute la durée du jour un étudiant en médecine et un infirmier. Les étudiants en médecine désignés pour faire ce service de garde sont choisis soit parmi les internes et externes des hôpitaux, soit parmi les élèves de quatrième ou de cinquième année. Ils doivent d'ailleurs être agréés par le Comité médical, qui peut leur faire subir un examen préalable. Sept étudiants,

---

ordinaire pour préparer l'*eau blanche*, dont on imbibe les compresses à appliquer dans les cas suivants : contusions (*sans plaie*), mâchures, bosses sanguines, entorses.

3° *Liniment oléo-calcaire*, additionné de 1 p. 100 de thymol. — S'emploie *pur* pour le pansement des brûlures de toute nature. Arroser avec ce liquide (*après avoir agité le flacon*) la compresse de pansement et l'appliquer sur les parties brûlées.

4° *Eau de mélisse.* — Tonique à faire boire à la dose d'une cuillerée à café dans un quart de verre d'eau, dans les cas de syncope, évanouissement, faiblesse.

5° *Ether sulfurique.* — S'emploie en inhalations légères ou à l'intérieur à la dose de quatre à cinq gouttes dans une cuillerée d'eau ou sur un morceau de sucre, pour combattre les attaques de nerfs, défaillances, pâmoisons.

6° *Ammoniaque.* — S'emploie en inhalations, en passant rapidement le flacon débouché sous le nez, dans les cas de syncope, évanouissement et asphyxie. En cas de piqûre de guêpe ou de mauvaise mouche, frictionner le point piqué avec quelques gouttes de ce liquide. Pour combattre l'ivresse alcoolique, en verser huit à dix gouttes au plus dans un demi-verre d'eau et faire boire.

7° *Teinture d'Arnica.* — Vingt gouttes dans un demi-verre d'eau à faire boire par gorgées dans les contusions et chutes graves suivies d'abattement, de torpeur, d'assoupissement. *Médicament utile pour relever les forces.*

8° *Laudanum (réservé à l'usage exclusif des Médecins).* — Dix gouttes dans un demi-verre d'eau, à faire boire par gorgées dans les cas de coliques violentes. *Ne jamais en donner aux enfants.*

9° *Perchlorure de fer.* — Vingt gouttes dans un verre d'eau à faire boire par gorgées dans les cas de vomissements de sang et à faire renifler dans les cas de saignements de nez abondants. *Ne jamais appliquer ce liquide sur une plaie pour arrêter l'écoulement du sang.*

faisant à tour de rôle douze heures de garde chaque semaine, suffisent pour assurer le service de ce poste.

Les médecins membres actifs de la Société, visitent tous les jours le poste, veillent à sa bonne tenue et prêtent leur concours, en cas de besoin, à l'étudiant de garde.

L'infirmier est logé dans le poste, dont il est en même temps le gardien.

Son rôle consiste à aider les médecins dans les pansements et à se transporter sur le lieu de l'accident avec le brancard sur roues, toutes les fois qu'il en est requis. Il doit également, dans les cas graves, accompagner le blessé, après le pansement, soit à l'hôpital, soit à domicile. Les infirmiers sont choisis autant que possible parmi les infirmiers ou brancardiers militaires, libérés du service actif. Ils doivent justifier de connaissances spéciales suffisantes en ce qui concerne les pansements et le transport des blessés. Ils reçoivent à cet égard une instruction spéciale.

Le prix de ces postes est fort peu élevé et leur service assuré à peu de frais. Voici les prix qui nous ont été communiqués :

Les frais de premier établissement ont coûté 5,000 francs, savoir :

Aménagement d'un local pris en location ; achat d'un mobilier pour une cuisine, une chambre à coucher pour l'infirmier, une salle de pansements, une chambre pour l'étudiant de garde, un magasin pour le matériel.................F.	2,000
Achat du matériel, comprenant :	
Deux brancards sur roues, à 350 francs l'un..........	700
Quatre brancards à bras..........................	100
Médicaments, appareils et objets de pansement..............	1,200
Achat de vingt brancards à bras pour l'extérieur..........	500
Dépenses imprévues..................................	500
Total............F.	5,000

Les frais annuels pour assurer le fonctionnement de ce poste ont été de :

Loyer et impôts.......................................F.	1,000
Appointements des étudiants de garde..........................	2,000
Appointements de l'infirmier..................................	1,000
Chauffage, médicaments, frais imprévus..........................	1,000
Total.........F.	5,000

Soit en tout 10,000 francs. Ces chiffres ont une éloquence et prouvent qu'en sachant bien faire, on peut à peu de frais rendre service à l'humanité. C'est ce que M. le Dr Mauriac a compris et nous l'en félicitons bien haut, ainsi que ses dévoués collaborateurs.

CONCLUSIONS

La modeste étude que nous venons de présenter sur les secours publics est bien imparfaite. Il y manque bien des choses, mais nous n'avons pas eu l'intention, dans ces quelques lignes, de faire un travail complet. Nous avons voulu tout simplement montrer à nos lecteurs, sommairement, l'état actuel en invitant les personnes soucieuses d'améliorer l'état de choses de traiter à fond le sujet.

Parmi les critiques que nous nous permettrons d'adresser, nous devons d'abord signaler la mauvaise organisation des secours publics en cas d'accidents sur la voie publique. Tout le monde connaît le passage d'un rapport du Dr Chéreau fait à l'occasion de la présentation à l'Académie du mémoire de M. Nachtel sur l'organisation à Paris des ambulances urbaines et où il montre l'insuffisance des secours. MM. Bourneville, G. Berry et tous les journaux qui ont traité des secours publics l'ont cité maintes fois, et à juste raison, témoin le fait suivant que nous voyions encore ces jours-ci :

Un malheureux épileptique tombe place Saint-Germain-des-Prés, en face du tramway de l'Alma, en proie à une crise violente. Il se roule trois ou quatre fois sur lui-même, saisi par d'horribles convulsions, et manque d'être piétiné par les pieds des chevaux ou d'être écrasé par les roues du pesant véhicule. Il pousse des cris atroces. Vite, le public l'entoure ; les uns invectivent le cocher, les autres se gourment entre eux, disant qu'il faut donner de l'air au malade ou qu'il faut lui jeter de l'eau fraîche sur le nez, ou, etc., etc. ; de là, une série de colloques bruyants, insipides et inimicaux tout à fait intempestifs... Enfin !... arrivent deux braves agents. Lentement, méthodiquement, ils essaient d'écarter les badauds qui reviennent d'un autre côté et s'approchent de la victime. Les employés du bureau des tramways se mêlent de la partie et donnent eux aussi leur petit conseil aux agents très embarrassés et au public de plus en plus encombrant. Personne ne s'entend. Seul, le malade excité par cette accumulation hors de propos de gens inutiles à le soulager se tord de plus en plus. Il cherche à mordre à droite et à gauche et se frappe désespérément la tête contre le pavé, voyant s'enfuir avec stupeur ceux qui auraient dû le secourir. Une période de calme ayant eu lieu, public et agents se rapprochent. Un voisin apporte une corde avec laquelle on lie fortement les pieds de l'épileptique, un homme de bonne volonté prend ces deux pieds liés sous son bras tandis que deux autres, prenant chacun un bras de l'homme « le portent comme un lustre » laissant aller à veau l'eau sa pauvre tête souillée par la boue, la bouche remplie d'écume. Et la foule, de plus en plus grossie et de plus en plus raisonneuse escorte le cortège.

A mi-chemin, nouvelle crise du malade plus terrible, plus furieuse que la première. L'homme se roidit, pousse des cris affreux ; dans une série de soubresauts convulsifs, il veut se débarrasser de ceux qui le traînent et, de toutes ses forces décuplées par le mal, il lutte contre les forces réunies de trois gaillards solides, qui, loin de le ménager le rudoient et l'enserrent de plus en plus sous leurs étreintes puissantes. Bientôt, ces derniers sont à bout, et, pour se reposer, laissent, avec un ensemble mathématique, tomber l'homme à terre dont la tête, déjà endolorie, rebondit bruyamment sur le pavé humide qu'elle arrose de sang. Le malade épuisé essaye encore quelques efforts. Peine inutile. Ses porteurs, ou plutôt ses bourreaux par ignorance le saisissent à nouveau et le portent enfin sans encombre chez le pharmacien le plus proche, où, comme auront pu dire les journaux quotidiens, « *des secours immédiats lui ont été prodigués* ».

Mais le pharmacien ?... Que va-t-il faire de cet homme, que peut-il faire d'un blessé ou d'un malade ? Les règlements les plus formels lui interdisent de faire exercice de médecine. Il ne s'en gêne pas parfois et toujours à tort. Il lui donne n'importe quelle drogue en attendant l'arrivée obligatoire du médecin... Le médecin vient au bout d'un certain temps... Le temps peut souvent se compter par quelques paires de quarts d'heure ou même de demi-heures... Que fait le médecin ?... Que peut-il faire ?... Comme ordonnance, il conseille d'envoyer tout simplement le malade à l'hôpital ou à son domicile. Mais pour cela, il faut une voiture, il faut un brancard. S'il y a fracture grave des membres inférieurs, il est absolument urgent d'avoir un brancard ou une voiture spéciale. Généralement, tout manque au moment propice et lorsque le brancard ou la voiture arrive, il est souvent trop tard. Nous racontions dans notre dernier discours à l'Assemblée générale de la

Policlinique le fait suivant : Un de nos amis, un docteur, assistant de l'un des services les plus importants de nos hôpitaux nous racontait dernièrement que, s'étant cassé la jambe il y a deux ans en descendant de tramway, il aurait préféré se traîner à « trois pattes » n'importe où, plutôt que d'avoir été relevé par des agents qui, avec toute la bonne volonté du monde et même avec la plus grande courtoisie l'avaient emporté dans une pharmacie comme on emporte un colis sur lequel on n'a pas eu le soin de mettre « *fragile* ».

Eh bien, on le voit par les deux faits précédents, les secours en cas d'accidents sont absolument défectueux. Personne de compétent pour vous porter secours, ni l'agent, ni le pharmacien, ni même le médecin, qui, dans une officine ou sur la voie publique, ne peut sciemment remplir son office. Nous avons tenu à ce propos à citer deux exemples contraires : celui d'un malheureux et humble épileptique ramassé dans la boue et traîné ignominieusement sur le pavé et celui d'un docteur distingué traîné avec plus d'égards, mais tout aussi maladroitement.

Voilà comment se pratiquent les secours publics ! Voilà comment, à la fin du XIXe siècle, qui a vu appliquer la vapeur dans toutes ses formes, l'électricité avec le télégraphe et le téléphone qui rendent aujourd'hui les communications si faciles, on est honteux de voir relégués au dernier plan les moyens si faciles à obtenir de se donner à soi et à ses semblables le confortable nécessaire lorsque nous ou un de nos égaux, femme ou homme, sommes victimes d'un accident.

Quels sont les procédés qu'il faudrait employer ? Parlons d'abord de Paris. Comme on l'a vu précédemment, une foule de projets ont été soumis à maintes reprises aux diverses administrations. Tous ont été relégués dans l'oubli. Les postes médicaux du Dr Rigaud, ceux du Dr Galliard et les intéressants pavillons de secours proposés par l'honorable Dr Voisin, toutes ces innovations heureuses et utiles reçurent le désaveu le plus complet et l'abandon le plus déplorable. La ville de Paris, la Préfecture de police, la Préfecture de la Seine et l'Assistance publique paralysées on ne sait par qui ou par quoi restèrent stationnaires et aucune de ces administrations ne vint au début prendre les devants et l'initiative d'une organisation bien réglée des secours publics en cas d'accidents. Seule, une Société étrangère, montée on ne sait comment, est venue mettre le holà à la torpeur regrettable qui régnait en maîtresse sur nos administrations engourdies. La cloche bruyante des deux ou trois voitures des *ambulances urbaines* sortant de temps en temps de la vieille baraque de l'hôpital Saint-Louis réveilla peu à peu les esprits et rappela au Conseil municipal qu'il devait *lui-même*, comme l'avait sagement dit notre maître Bourneville en 1883, organiser son service de secours publics. Nous avons vu plus haut comment la préfecture de police avait organisé son service de transport des contagieux et comment aussi, sur le rappport du Dr Chautemps, le Conseil municipal organisa ses *voitures municipales* pour le transport des contagieux et des malades, sans parler des étuves à désinfection, qui, les unes et les autres, rendent, à moins de frais que les ambulances urbaines, des services signalés à la population parisienne.

Nous applaudissons à toutes ces tentatives, mais, hâtons-nous de le dire, à notre grand regret, elles sont insuffisantes. Nous avons vu avec plaisir, l'année dernière, le rapporteur dévoué des secours publics, M. Georges Berry qui, comme nous, avait eu jadis un faible pour le système des ambulances urbaines, revenir dans un de ses rapports à d'autres idées sur les secours publics. M. Berry, après un voyage en Belgique où, avec la Commission envoyée par le Conseil, il a consciencieusement étudié ce qui se faisait à Bruxelles, a, comme nous l'avons dit, préconisé l'emploi de nombreux brancards pour le transport des victimes d'accidents. Nous étions depuis longtemps de cet avis et nous sommes heureux qu'il soit également arrivé aux mêmes vues, ainsi que nombre de ses collègues du Conseil.

Pour nous, nous trouvons qu'il est indispensable et surtout urgent de diviser Paris en *circonscriptions hospitalières* (1). Malheureusement, la chose n'est pas des plus aisées, car nombre de quartiers sont très éloignés d'un hôpital, mais il serait facile d'y remédier en créant de suite dans ces endroits des *maisons de prompt secours* dont M. Louis Gallet, le très aimable directeur de Lariboisière, a esquissé un plan très complet, accompagné d'une très consciencieuse étude (2). Comme cela a été proposé par MM. le comte Serrurier, le Dr Passant, et même par M. Nachtel, non seulement un certain nombre de brancards perfectionnés seraient déposés dans les postes de police et les commissariats, mais encore dans tous les endroits publics : halles, marchés, églises, casernes, théâtres, pharmacies, bureaux d'omnibus ou de tramways, cafés ou hôtels dont les propriétaires voudraient bien en accepter le dépôt, dans les mairies, postes de pompiers, hôpitaux, etc., etc., en un mot, dans tous les endroits susceptibles de recevoir ces appareils.

---

(1) Voir Bourneville : *loc. cit.*

(2) Voir annexe II.

Ces brancards devraient être tous, autant que possible, à roues facilement démontables et pouvant être mis rapidement en mesure de servir. Ils devront tenir le moins de place possible et être très légers. Il sera également urgent de distribuer, dans tous les endroits où seront déposés ces brancards, des boîtes à pansements avec l'ordonnance ci-jointe remaniée récemment par le *Conseil d'hygiène et de salubrité de la Seine*, sur le rapport du Dr Rochard :

« *Instruction sur les secours à donner aux blessés.* (Adoptée par le Conseil, dans sa séance du 7 août 1891.) — Lorsqu'une personne est trouvée blessée ou indisposée sur la voie publique, les premiers secours à lui donner, en attendant l'arrivée de l'homme de l'art, qu'il faut toujours appeler immédiatement, sont :

« 1° *Dans tous les cas*, relever le blessé ou le malade avec précaution, et le conduire ou le transporter sur un brancard au poste le plus voisin, ou dans le lieu le plus rapproché où il puisse être secouru. — 2° *En cas de plaie*, si le médecin tarde à arriver et s'il paraît y avoir du danger, il faut découvrir doucement la partie blessée, en coupant, s'il est nécessaire, les vêtements avec des ciseaux, afin de s'assurer de l'état de la blessure. On lavera celle-ci avec des tampons d'ouate hydrophile trempée dans la solution phéniquée et on la recouvrira avec de la gaze iodoformée ou avec de la gaze au salol, maintenue par du coton et une bande. — 3° S'il n'y a qu'une simple coupure et que le sang soit arrêté, on doit rapprocher les bords de la plaie et les maintenir en cet état à l'aide de bandelettes de baudruche gommée ou de sparadrap. — 4° *En cas de contusion ou de bosse sanguine*, il faut appliquer sur la partie des compresses imbibées d'eau fraîche, avec addition d'extrait de saturne, une cuillère à café d'extrait de saturne pour un verre d'eau ; à défaut d'extrait de saturne, on peut mettre du sel commun. Ces compresses seront maintenues en place au moyen d'un mouchoir ou de tout autre bandage, médiocrement serré, et on les arrosera fréquemment, afin de les tenir humides, avec le mélange indiqué ci-dessus. — 5° *S'il y a perte de sang abondante* ou hémorrhagie par une plaie, on devra chercher à l'arrêter en appliquant sur cette plaie soit des morceaux d'amadou, soit des gâteaux de charpie, soutenus au moyen de la main, d'un mouchoir ou de tout autre bandage qui comprime suffisamment sans exagération. Si le sang s'échappe très abondamment et que le blessé soit pâle, défaillant, on exercera une forte compression sur la plaie par-dessus le pansement et à l'aide de la bande hémostatique en caoutchouc. — 6° *Si le blessé crache ou vomit du sang*, il faut le placer sur le dos ou sur le côté correspondant à la blessure, la tête et la poitrine légèrement élevées, doucement soutenues et lui faire prendre, par petites gorgées, de l'eau fraîche ou mieux encore de petits fragments de glace. Les plaies qui fournissent aussi du sang seront fermées au moyen d'un morceau de gaze au salol posé sur elles et d'une couche de compresses d'ouate hydrophile et d'un bandage. Des compresses trempées dans de l'eau fraîche pourront, en outre, être appliquées sur la poitrine ou sur le creux de l'estomac. — 7° Dans le cas de brûlure, il faut conserver et replacer avec le plus grand soin les parties d'épiderme soulevées ou en partie arrachées et les recouvrir de vaseline boriquée. On percera les ampoules avec une épingle et on fera sortir le liquide. On couvrira ensuite la partie brûlée avec du coton hydrophile. — 8° *Dans le cas de foulure ou d'entorse*, il faut plonger, s'il est possible, la partie blessée dans un vase rempli d'eau fraîche et l'y maintenir pendant très longtemps, en renouvelant l'eau à mesure qu'elle s'échauffe. Si la partie ne peut être plongée dans l'eau, il faut la couvrir ou l'envelopper de compresses imbibées d'eau, que l'on entretiendra fraîches au moyen d'un arrosement continuel. — 9° *Dans toute lésion d'une jointure*, il faut éviter avec le plus grand soin de faire exécuter au membre malade aucun mouvement brusque et étendu. On placera et on soutiendra ce membre dans la position qui occasionne le moins de douleur au blessé, et l'on attendra ainsi l'arrivée du chirurgien. — 10° *Dans le cas de fracture*, il faut éviter aussi d'imprimer au membre aucun mouvement ; pendant le transport du blessé, on doit le porter ou le soutenir avec la plus grande précaution. S'il s'agit du bras, de l'avant-bras ou de la main, on placera le membre dans la gouttière destinée à cet usage. Si la lésion existe à la cuisse ou à la jambe, il importe, avant tout, d'immobiliser le membre tout entier, en le plaçant dans la gouttière pour le membre inférieur, préalablement garnie d'ouate. — 11° *Dans le cas de syncope ou perte de connaissance*, il faut tout d'abord desserrer les vêtements, enlever ou relâcher tous les liens qui peuvent comprimer le cou, la poitrine ou le ventre. On couchera ensuite le malade horizontalement et on s'efforcera de le ranimer au moyen de fortes aspersions d'eau fraîche sur le visage, de frictions avec du vinaigre sur les tempes et autour du nez. On pourra passer rapidement un flacon d'ammoniaque sous les narines, on fera des frictions sur la région du cœur avec de l'alcool camphré ou toute autre liqueur spiritueuse : ces secours doivent quelquefois être prolongés longtemps avant de produire le rappel à la vie. Si le malade a perdu beaucoup de sang et s'il est froid, il faut réchauffer son lit et pratiquer par-dessous la couverture et sur tout le corps des frictions avec de la flanelle. Lorsque la syncope commence à se dissiper et que le malade reprend ses facultés, on peut lui faire avaler de l'eau sucrée avec quelques gouttes d'alcool de mélisse ou de vulnéraire. Lorsque la perte de connaissance se complique des blessures considérables au crâne, il faut se contenter de placer le blessé dans la situation la plus commode, la tête médiocrement soulevée et soutenue avec soin, maintenir la chaleur du corps, surtout des pieds, en attendant l'arrivée du médecin. Si le blessé est dans un état d'ivresse qui paraisse dangereux par l'agitation extrême qu'il excite, ou par l'anéantissement profond des forces qu'il détermine, on peut lui administrer par gorgées, à quelques minutes d'intervalle, un verre d'eau légèrement sucrée, avec addition d'une cuillerée à café d'acétate d'ammoniaque. L'administration de cette préparation pourra être répétée une fois, s'il en est besoin. Il importe de se rappeler qu'un nombre trop grand de personnes autour des individus blessés ou autres, qui ont besoin de secours, est toujours nuisible. Pour être efficaces, ces secours doivent être donnés avec calme et appropriés exactement aux différents cas spécifiés dans la présente instruction.

Suit la nomenclature de la nouvelle boîte à pansements où nombre d'objets inutiles ont été supprimés et où le Dr Rochard a ajouté des numéros indispensables et au courant de la science moderne (1).

De plus, il faudrait au plus vite installer dans les endroits dangereux des châlets de secours du modèle proposé par le Dr Voisin, et organiser d'une façon tout à fait suivie le service de garde de ces postes tel qu'il se pratique à Vienne, à Bordeaux. Quant aux voitures d'ambulances, on devra les réduire le plus possible et les affecter au transport des contagieux ou de malades ou de blessés très graves ou éloignés des hôpitaux, car leur prix est très élevé et l'entretien, la nourriture du cocher et des chevaux, les frais d'installations d'écuries, de hangars constituent à la fin de l'année une somme respectable à payer, qui pourrait servir à augmenter notablement le nombre des brancards à roues et permettrait même au besoin de créer, de temps en temps, un prix à décerner à l'inventeur du meilleur système. On pourrait essayer déjà ce que nous disait dernièrement l'honorable comte de Beaufort, si compétent en cette matière, un brancard vélocipède, qui assurerait au malade ou au blessé un transport rapide et peu coûteux.

Quant aux pavillons de secours aux noyés, le conseil d'hygiène et de salubrité de la Seine et la Préfecture de police sont en train de les améliorer d'une façon toute particulière. Il y a quelques mois, M. le Dr Vibert, dans un excellent rapport que

---

(1) *Etat des objets et médicaments contenus dans les boites à pansement.* — 1° Une paire de ciseaux de seize centimètres de long, à pointes mousses ; 2° Un paquet de ouate hydrophile ; 3° Deux paquets de coton ordinaire ; 4° Un rouleau de gaze, au salol, d'un mètre ; 5° Une boîte de soie phéniquée n° 0 ; 6° Un étui renfermant des aiguilles à suture de diverses formes ; 7° Une boîte d'épingles anglaises ; 8° Une boîte de sinapismes en feuilles : 9° Un étui renfermant de la baudruche gommée ; 10° Du sparadrap dans un étui de fer-blanc ; 11° Un petit pot de vaseline boriquée ; 12° Des bandes de tarlatane, de six mètres de longueur sur huit centimètres de largeur ; 13° Des compresses ; 14° Une bande hémostatique en caoutchouc ; 15° Une éponge et son enveloppe en taffetas gommé ; 16° Une cuvette en fer étamé ; 17° Une cuiller en fer étamé ; 18° Un gobelet d'étain ; 19° Une palette graduée pour la saignée ; 20° Un agaric de chêne ; 21° Un appareil Scultet ; 22° Quatre grands flacons contenant : alcool camphré, — acétate de plomb liquide, — solution phéniquée à 25 pour 1,000, — solution boriquée à 40 pour 1,000 ; 23° Quatre petits flacons contenant : éther, — acétate d'ammoniaque, — alcoolat de mélisse, — teinture d'arnica.

Chaque poste de secours aux blessés sera pourvu, en outre, de deux gouttières en fil de fer pour le membre supérieur, et de deux gouttières en fil de fer pour le membre inférieur tout entier. Chaque poste de secours aux blessés est en outre pourvu de deux gouttières en fil de fer pour le membre supérieur et de deux gouttières également en fil de fer pour le membre inférieur.

nous regrettons bien vivement ne pouvoir reproduire ici, faisait adopter des modifications importantes sur les secours à donner aux noyés et asphyxiés. Comme son très honoré collègue M. Rochard, il remaniait de fond en comble et les instructions et le matériel de la boîte de secours. Espérons que, grâce à l'activité du Conseil d'hygiène et grâce au zèle déployé pour ces importantes améliorations par le Conseil municipal et la Préfecture de police, le nombre des pavillons de secours sera incessamment augmenté et permettra au personnel dévoué de la batellerie parisienne, qui risque si souvent sa vie pour sauver son semblable, de trouver encore plus rapidement un endroit approprié pour amener promptement les victimes, hélas! trop nombreuses que fait chaque jour la Seine ou les canaux (1).

Mais outre ces améliorations, il en est une qu'il est de toute nécessité d'établir très sérieusement. C'est le service médical. Nous avons vu plus haut les difficultés qu'a eu à surmonter le Dr Passant pour établir à Paris le service médical de nuit. Il y est arrivé à force de luttes et quoique encore imparfait, ce service sert énormément à la population parisienne. On a à maintes reprises signalé les abus de certains médecins de nuit; les journaux ont cité des faits regrettables et répréhensibles qui malheureusement se produisent de temps en temps. Certains praticiens, peu soucieux de l'honneur du corps médical dont ils faisaient partie, et qu'ils devaient sauvegarder, n'ont pas craint de réclamer à des malheureux chez lesquels ils avaient été appelés, des sommes d'argent quelquefois importantes en les menaçant, en cas de paiement non immédiat, de s'en aller. En 1885, M. Desprès déposa à ce sujet un rapport au Conseil municipal qui fit quelque bruit à cette époque. Or voici ce qui se passe encore quelquefois. Nous extrayons exprès les lignes suivantes du *Figaro* du 17 octobre 1885. Cet article est ancien, mais malheureusement, il pourrait, hélas! passer encore aujourd'hui pour un fait du jour, très rare il est vrai, mais que l'on trouve encore.

« Le médecin inscrit au tableau donne trois francs au sergent de ville, et le sergent de ville vient le chercher avec délices, vous pensez, pour un oui, pour un non, pour quelques flatuosités intempestives. A peine la silhouette d'une pauvre femme, effrayée par une indigestion de son ivrogne, se détache-t-elle sur le mur du poste, que le sergent de ville se précipite :

---

(1) Nous devons rappeler que outre les pavillons de secours, des engins de sauvetage sont déposés sur les pourtours des bateaux-omnibus, dans les lavoirs, les bains, etc., etc. Ces engins sont généreusement offerts par la *Société française de sauvetage, la Société parisienne de sauvetage, les hospitaliers sauveteurs bretons, les sauveteurs angevins*, etc., etc.

« — C'est le médecin de nuit, n'est-ce pas, que vous demandez ? Ne dites pas non ; je vois ça dans votre œil.

« — Hélas ! oui, mon bon gardien...

« — Pas un mot de plus, venez avec moi.

« Et le bon gardien, désireux de palper le petit écu qui fait toujours plaisir, emmène la requérante chez le médecin de nuit, qui, l'oreille dressée, attend en fumant une bonne pipe le coup de sonnette du gardien de la paix.

« Ce truc, répété souvent, produit encore une jolie somme. Il est authentique, dûment constaté. Il serait donc inutile de le faire nier par l'*Agence Havas*. Mais il y en a d'autres. Les médecins du bureau de bienfaisance, par exemple, sont payés par la Ville environ 1,800 fr. (prix moyen) pour aller visiter les indigents *le jour*. Mais la nuit, ils reçoivent, comme leurs collègues de quartier, une indemnité de 10 fr. lorsqu'ils sont appelés par le poste de police auprès d'un malade. Or, qu'a-t-on découvert ? Je cite le rapport du docteur Després, pour être précis :

« Le nombre des visites de jour des médecins du bureau de bienfaisance par tête d'indigent malade a *diminué* de presque le tiers, et il est patent que le plus grand nombre des visites de nuit est fait aux malades indigents ou nécessiteux. Il vient alors naturellement à l'esprit que le service médical des bureaux de bienfaisance se transforme de fait, *pour une cause ou pour une autre*, en service médical de nuit avec une certaine rapidité.

« Le relevé des motifs des visites de nuit et des accouchements depuis neuf ans, mis en regard de nos connaissances sur les maladies qui exigent l'intervention immédiate d'un médecin, enseigne d'abondance qu'il y a des abus.

« C'est bien simple ; au lieu de soigner l'indigent le jour, le médecin du bureau de bienfaisance, — et j'entends le mauvais médecin, celui qui donne prise aux reproches de M. Després, — se fait appeler par l'indigent la nuit. Esculape touche de cette façon son petit traitement annuel d'une main, et sa petite visite accidentelle de l'autre. »

Il serait donc urgent d'établir un roulement entre les médecins, afin d'éviter l'abus signalé plus haut. Chaque médecin serait, à tour de rôle, de service, et l'agent serait tenu de le requérir. Les abus seraient de la sorte évités et de plus, certains médecins inscrits au service médical de nuit qui sont souvent fort longtemps sans être appelés auraient leur tour. On pourrait réduire également le nombre des médecins qui dans certains quartiers est considérable. Sept médecins inscrits par quartier et ayant chacun une nuit par semaine suffiraient amplement. Ce système de roulement aurait l'avantage de fournir immédiatement le médecin nécessaire. Même chose pour les sages-femmes.

M. le Dr Passant avait même proposé à cet effet la circulaire suivante pour prévenir les médecins de nuit de leur tour de garde :

Arrondissement

—

QUARTIER

PRÉFECTURE DE POLICE

—

L'officier de paix de l'arrondissement a l'honneur d'informer M. le D[r] qu'à partir d'aujourd'hui il pourra être requis pour une visite de nuit.

Il est prié en cas d'empêchement de vouloir bien en donner avis au poste de police du quartier.

Paris, le 18 .

L'OFFICIER DE PAIX.

Espérons que cette mesure sera prise incessamment et qu'elle sera également suivie d'une organisation semblable pour le service de jour, de façon à ce qu'en cas d'accident ou de mal subit un médecin soit rapidement amené soit sur le lieu de l'accident soit dans les maisons particulières, postes ou pavillons de secours.

Nous ne voulons pas insister plus longuement sur cette partie où cependant il y aurait beaucoup à dire, mais comme nous l'avons dit, nous laissons ce soin à des gens plus compétents que nous, ayant tenu seulement à signaler brièvement les faits.

Nous arrivons maintenant au point qui nous intéresse le plus. Nous voulons parler de la création, non seulement à Paris, mais dans la France tout entière, d'une vaste Société à l'instar de celle des Samaritains allemands, de la Société de Saint-Jean de Londres destinée à propager en temps de paix l'œuvre des secours publics en cas d'accidents. Cette œuvre éminemment philanthropique, et qu'on est tout étonné de ne pas voir exister et qui devrait être grande et prospère, s'impose de toute nécessité. Comme les Sociétés de secours aux blessés militaires qui ont rendu tant de services et qui reçoivent de tous côtés les dons généreux du gouvernement, des municipalités et des particuliers, cette Société qu'on pourrait qualifier en employant le mot essentiellement français de Pia, échevin de la Ville de Paris et véritable fondateur de l'œuvre « *Société des secouristes français* », cette Société aurait encore pour but, outre de recueillir des offrandes destinées à créer un matériel d'ambulances, d'instruire le public dans les premiers soins à donner aux blessés, noyés ou asphyxiés. Tel est le but que nous nous sommes proposé en faisant créer d'abord par la Policlinique de Paris notre *Ecole d'ambulancières et d'ambulanciers.*

Cette école est destinée à apprendre aux jeunes filles et aux femmes de la Société ce qu'elles ignorent malheureusement trop souvent : l'art de soigner les malades, art qui devrait être enseigné d'une façon spéciale dans toutes les écoles primaires à la fin des études et surtout dans tous les établissements d'enseignement secondaire. Elle a pour but de faire des filles et des femmes utiles à leur famille et à leurs semblables et au besoin à préparer, dans des conditions plus modestes, de bonnes infirmières pour nos hôpitaux.

M. Bourneville et nombre de ses collègues, anciens et nouveaux du Conseil municipal, ont maintes fois insisté sur cette lacune dans notre enseignement ; dans nos écoles d'infirmières créées par lui à la Pitié, à la Salpêtrière et à Bicêtre (écoles municipales) et à l'Asile clinique (Sainte-Anne, école départementale), et où pourtant les cours sont faits par un personnel d'élite (agrégés de la Faculté, médecins, chirurgiens et anciens internes des hôpitaux), le public ne vient pas assister à ces cours en assez grand nombre, et pourtant cela se fait à l'étranger, en Allemagne, surtout en Angleterre, où les membres de la famille royale ne dédaignent pas de venir prendre leur diplôme dans les hôpitaux avec les plus modestes infirmières. A Vienne, l'archiduc Rodolphe, héritier du trône impérial, fondait, quelques années avant sa mort, avec le célèbre Billroth, l'*Ecole Rodolfinienne* qui a produit de nombreuses élèves et dont les cours ont été suivis par l'élite des femmes de la Société (1).

La Société française de secours aux blessés, l'Union des femmes de France, l'Association des Dames françaises (2), ont organisé elles aussi depuis longtemps des cours professés par nos médecins les plus distingués. Eh bien, j'ai eu l'occasion de le constater, à part certaines séances de gala où l'on vient non pas pour s'instruire, mais pour voir le monde ou être vu du monde, les cours ordinaires sont insuffisamment fréquentés, et, malgré le zèle et l'activité des professeurs, on est tout étonné, à part un noyau d'auditeurs ou d'auditrices sérieux, de voir à chaque séance de nouveaux visages ignorants de ce qui a été dit avant et peu soucieux de ce que l'on fera après.

Il ne suffit pas d'avoir l'âme charitable, il faut savoir être utilement charitable en ne négligeant point les moyens d'acquérir l'instruction nécessaire pour pratiquer le dévouement utilement pour soi et pour les autres.

Notre modeste école a déjà donné des résultats et, grâce aux professeurs dévoués qui sont venus se joindre à nous, nous sommes arrivé à pouvoir présenter à l'examen, pour l'obtention du diplôme d'ambulancier de la Policlinique, un certain nombre

(1) Voir annexe III.

(2) Cette Société donne également des soins aux civils, mais dans les calamités publiques.

d'élèves qui ont subi avec succès les épreuves devant un jury de médecins présidé par M. Bourneville, qui, il nous l'a affirmé lui-même, était tout étonné du résultat obtenu en si peu de temps. Avec les professeurs dévoués et gratuits dont nous disposions (1) et avec la bonne volonté et le travail assidu des élèves, cela devait aller de soi. Nous ne comptions pas de prime abord sur un pareil succès et cette création d'école nous rendait rêveur au début; mais il n'est, comme on dit, que le premier pas qui coûte. Le premier pas est fait ; il est bien fait. Nous allons essayer maintenant de marcher de l'avant.

Il y a quelques jours, le Dr Dubois demandait au Conseil municipal de Paris un crédit pour organiser des écoles semblables dans les IXe, XIe et XIVe arrondissement. M. Dubois est un convaincu et, comme médecin pratiquant, il sait tout ce que l'on doit tirer de femmes intelligentes et éclairées sur les soins à donner aux malades. Il sait également avec quel dévouement nos médecins de la Policlinique savent remplir la tâche qu'ils se sont imposée. Aussi a-t-il proposé au Conseil municipal la création de trois nouvelles écoles d'ambulanciers et d'ambulancières, dans les IXe, XIe et XIVe arrondissement dont les cours seront faits incessamment par les professeurs de la Policlinique. Nous ne doutons pas du succès de ces écoles où viendront, je l'espère, de nombreux élèves et nous espérons dans la suite que le Conseil municipal voudra bien en créer de nouvelles dans chaque arrondissement.

Nous faisons également appel à toutes les bonnes volontés pour la fondation de ces genres d'écoles dans les centres usiniers de Paris, dans les chantiers, etc., etc. La chose est déjà faite dans ce sens depuis quelque temps à la Société de patronage des apprentis du XVIIIe arrondissement, grâce à l'heureuse initiative de M. de Hérédia, député, et de M. de Friedberg, inspecteur du travail des enfants dans les manufactures. Non content de procurer aux apprentis des distractions par les jeux installés dans la salle de patronage, par des visites aux usines et aux musées, et par des excursions aux environs de Paris, M. de Hérédia a voulu apprendre à ces jeunes gens à être utiles à leurs semblables. Il a installé rue Ampère, sous la direction de M. de Friedberg, un poste de secours aux blessés, avec tout le matériel nécessaire : boîte de pharmacie, brancards, etc. Des cours ont été faits aux apprentis de bonne volonté et il s'est formé peu à peu une équipe de brancardiers capables de rendre de réels services à en juger par les exercices que tout le monde a pu voir l'été dernier à la fête du patronage. Dix jeunes gens

---

(1) Madame le Dr Edwards-Pilliet, MM. les Drs Gaudin, Ledé, Maréchal, Rodriguez, Ploquin et nous.

de 12 à 15 ans ont successivement relevé et pansé un ou plusieurs blessés et ont montré au public combien il était simple, avec une instruction appropriée, de savoir donner à temps et avec discernement des soins en cas d'accident (1).

Toutes ces Sociétés, aussi bien à Paris qu'en province, pourraient, avec celles qui se formeront, se grouper en une seule, et, grâce à l'union générale, arriver à disposer de ressources considérables, tant au point de vue pécuniaire qu'au point de vue de l'enseignement. La *Société des secouristes* français devra être en temps de paix et pour tous les membres de la société civile, si elle peut arriver à se fonder, ce que sont pour nos blessés et malades militaires les sociétés de la Croix-Rouge répandant de chaque côté ses bienfaits (2).

Mais avant tout, et nous avons à maintes reprises insisté sur ce point, il faut commencer d'abord, outre par un bon outillage matériel et un service médical bien organisé, par instruire tous ceux qui sont chargés de veiller à la sécurité publique, c'est-à-dire les agents de police.

Nous avons proposé à la Policlinique de Paris de combler cette lacune qui manque dans notre grande cité.

Nous avons également demandé l'organisation, dans différents arrondissements de Paris, de cours théoriques et pratiques pour les gardiens de la paix, les pompiers, les ouvriers, qui, trop souvent, hélas ! se trouvent en face de victimes d'accidents qu'ils laissent périr par ignorance, alors qu'instruits par quelques leçons, ils seraient à même de mettre le blessé hors de danger en attendant l'arrivée du médecin (3).

---

(1) La *Société française d'hygiène* a donné l'année dernière comme sujet de son concours annuel : « *Premiers soins à donner aux malades et aux blessés en attendant l'arrivée du médecin.* » Trente-six mémoires ont été envoyés et ont donné d'excellents résultats. Nous sommes heureux de constater ce fait et nous en rendons hommage au rédacteur en chef du *Journal d'hygiène*, M. le Dr Pietra Santa, qui a organisé ce concours. On ne saurait trop encourager les tentatives de ce genre.

(2) La *Société française de secours aux blessés militaires* a mis, il y a quelques années à la disposition du public des voitures pour le transport des blessés ou des malades non contagieux. Il suffit d'en faire la demande au siège social de la Société, 19, rue Matignon. Les voitures sont prêtées gratuitement, mais la Société ne fournit pas le cheval. Nombre de personnes ont profité de l'offre gracieuse de cette Société. Dans certaines villes, notamment à Orléans, les comités régionaux mettent aussi des brancards à la disposition du public.

(3) Toutes les Sociétés de tir, nautiques, de gymnastique, etc., etc., pourraient également joindre à leurs leçons pratiques un cours de premier secours.

Le Comité médical a approuvé ces idées et notre excellent président, M. Jacques, a accepté de faire les démarches nécessaires auprès de l'administration pour les mettre à exécution. Nous avons à la *Policlinique* un personnel médical enseignant qui ne demande qu'à faire des cours dans tous les côtés de Paris. Espérons que l'administration préfectorale voudra bien nous encourager et nous permettre d'essayer à Paris, ce qui se fait avec succès à Bordeaux. Nous avons à cet effet demandé au Dr Mauriac comment il s'y était pris pour grouper autour de lui et régulièrement un certain nombre d'agents. Voici ce qu'il nous a répondu :

« Vous me demandez comment j'ai pu obtenir l'autorisation d'instruire les gardiens de la paix de Bordeaux sur les premiers secours. C'est bien simple. J'ai l'avantage d'être un des médecins du personnel de la police, de telle sorte que je suis un peu chez moi à notre « *Préfecture de police* ». Je n'ai eu qu'à demander à faire mes conférences et j'ai aussitôt obtenu l'autorisation avec force compliments et remercîments de l'administration à l'appui. Ces conférences ont lieu une fois par semaine à l'Hôtel de l'administration de la police, dans la salle du Petit Parquet. Les agents y viennent par ordre, en tenue, comme pour un service commandé, sous la conduite d'un officier de paix, capitaine ou lieutenant... »

Comme on le voit, la chose est toute simple et l'on est tout étonnéqu'on n'y ait pas songé plus tôt à Paris et même dans certaines grandes villes de France où les secours publics en cas d'accidents sont tout à fait rudimentaires.

A Marseille, nous écrit M. Baret, l'honorable maire de cette ville, auquel nous sommes également heureux de témoigner notre reconnaissance pour les documents intéressants qu'il nous a fait communiquer, « la *Société de bienfaisance et de charité de Marseille*, dont le siège est dans notre ville, rue Sainte-Victoire, 35, fournissait autrefois à chaque poste des douanes une boîte contenant des médicaments et de la flanelle, pour secourir les noyés, blessés ou asphyxiés de la mer. Elle accordait une indemnité aux sauveteurs. A cet effet, elle était subventionnée par la ville. Mais cette subvention ayant été supprimée, elle ne s'occupe plus des victimes d'accidents en mer.

« Actuellement, lorsqu'un noyé, blessé ou asphyxié est retiré des eaux, il est transporté dans la pharmacie voisine. M. le commissaire de police du quartier étant averti, fait à son tour transporter la victime soit à la Morgue, soit à l'hôpital, selon le cas, par l'administration des pompes funèbres, par les pompiers, douaniers ou gardiens de la paix. »

M. Louis Brindeau, maire du Havre qui, lui aussi, a bien voulu nous faire adresser nombre de pièces curieuses au point de vue de l'Assistance du Havre, nous a fourni sur les secours publics en cas d'accidents dans cette ville, semblables à ceux de M. Baret. Dans ces deux cités, l'Assistance prend chaque jour de plus en plus d'extension, mais, comme partout, les soins à donner aux blessés, noyés ou asphyxiés sont laissés sinon de côté, du moins rudimentaires. Nous avons l'intention, à ce sujet, de faire notre enquête sur ce qui se passe dans les autres villes de France, mais nous sommes sûr d'avance que rien ou presque rien n'existe à ce sujet. C'est pourquoi nous nous permettons, au point de vue de l'honneur de la France, au point de vue du renom de sa bonne administration, d'élever, nous aussi, notre modeste voix et de demander une réforme complète à ce sujet ou plutôt la création au Ministère de l'Intérieur d'un service pour tous les départements français, chargé d'organiser et de subventionner des Sociétés de secours en cas d'accidents pour les blessés, noyés, asphyxiés ou malades subits, chargées de répartir utilement dans toute l'étendue de la République française et de ses colonies les soins immédiats à donner aux victimes d'accidents subits.

Toutes les villes, tous les cantons, toutes les communes ne disposent pas toujours d'un budget capable de faire face à tous les accidents. Mais il en est qui sont assez riches pour faire des économies. Ces villes, ces cantons, ces communes seront tenus d'organiser des secours publics. Quant aux autres, dont le budget est difficile à combler, qu'ils fassent appel aux subventions du Conseil général ou du Gouvernement.

Et puisque nous avons fait appel au Ministère de l'Intérieur, n oublions pas de dire qu'il existe à ce ministère une direction de l'Hygiène et de l'Assistance publiques. Cette direction a pour chef un homme d'initiative, capable et rempli de cœur. C'est l'honorable M. Monod, directeur de l'Hygiène et de l'Assistance publique de France. Qu'il veuille bien lire ces quelques lignes ; qu'il se rende compte de l'insuffisance ou plutôt de l'absence d'un service utile comme celui que nous signalons. Nous sommes persuadé qu'il étudiera à fond la question et qu'il saura créer au Ministère de l'Intérieur un service éminemment philanthropique et utilitaire qui lui vaudra non seulement une bonne satisfaction pour lui, mais encore la reconnaissance de toute la population française toujours soucieuse de rendre hautement hommage à ceux qui ont travaillé pour son bien.

Car, il est inutile de le cacher, la France est en retard au point de vue de ces utiles institutions de secours publics qui devraient être non seulement répandus, mais encore prodigués jusque dans le plus humble des hameaux. Et l'enseignement ? nous dira-t-on, qui pourra le donner aux paysans ? Le dévoué médecin de campagne qui court, jour et nuit de village en village, n'aura pas le temps d'instruire et de former des secouristes ! A cela il est facile de répondre !

Il est surtout dans chaque département de France des Ecoles où les notions des premiers soins à donner aux malades et aux blessés devraient être enseignées d'une façon toute particulière et avec un soin minutieux: ce sont les Ecoles normales d'instituteurs et d'institutrices, ces foyers d'instruction d'où sortent chaque année une élite d'hommes et de femmes dévoués chargés d'instruire notre jeune génération. On est en droit de tout attendre des élèves sortis de nos écoles normales, bonté, savoir et dévouement. Ils l'ont prouvé et le prouveront encore en maintes circonstances. Pourquoi ne pas ajouter à leur programme d'études celui des Ecoles d'ambulanciers et d'ambulancières ? Ils l'accepteront avec reconnaissance et le suivront avec ardeur, car, se rendre utiles, toujours utiles, telle est leur devise, tel est leur but.

Que M. le Ministre de l'Instruction publique, lui aussi, soumette également à son Conseil cette proposition ; elle aura sûrement son approbation, qui lui vaudra plus tard également la reconnaissance respectueuse des populations qu'il aura contribué à instruire plus complètement et plus indispensablement.

Ces instituteurs, ces institutrices, parfaitement instruits, enseigneront à leurs élèves avant le départ de la vie écolière pour l'entrée dans la vie de travail et de peines qu'il faut secourir son prochain et surtout savoir le secourir. Et de temps en temps, le dimanche par exemple, quand les anciens ou les anciennes de l'Ecole, réunis dans la maison où ils ont appris à épeler et où ils ont grandi sous l'œil vigilant des maîtres, viendront leur témoigner leur gratitude, ils les trouveront encore prêts à leur donner avec leurs bons conseils les leçons d'humanité qu'ils seront toujours fiers de voir suivies par un nombreux auditoire.

Nous n'entrerons pas dans le détail des honoraires à donner aux médecins appelés à donner leurs soins. Nous laisserons ce soin à l'*Association des médecins de France*, qui, depuis tant d'années, travaille à améliorer le sort des indigents blessés ou malades. Nous terminerons en demandant encore qu'il soit procédé au plus vite à des améliorations sur le matériel des Compagnies de chemin de fer.

Tout le monde a encore présent à la mémoire l'effroyable accident de chemin de fer de Saint-Mandé. A chaque instant il arrive des catastrophes sinon aussi terribles, mais il peut en survenir de semblables au moment où on s'y attend le moins. Les Compagnies de chemins de fer possèdent-elles un matériel suffisant et un personnel assez instruit pour assurer des secours efficaces? Non. Ce côté absolument humain a toujours été complètement négligé. Il serait à souhaiter que toutes les Compagnies qui aujourd'hui sont riches, il n'y a pas à le nier, puissent organiser, aidées par l'initiative privée, tout un matériel de secours, et le Gouvernement serait en droit d'exiger d'elles le dépôt, dans chaque gare, selon son importance, de brancards, de boîtes de secours, et même d'un service de secours, ce qui ne se trouve que dans les gares des grandes villes et encore insuffisamment organisé.

En 1881, M. le comte de Beaufort publiait une excellente étude intitulée : *Chemins de fer et ambulances (essai sur les appareils de transport pour les blessés et les malades militaires*, Imprimerie nationale). Cette étude visant spécialement les transports en temps de guerre pourrait être sérieusement étudiée pour les transports en temps de paix. On y trouverait des éléments sérieux pour l'établissement d'un service analogue en cas d'accidents, qui aurait, lui aussi, son utilité urgente.

Nous arrêtons là ce travail et nous remercions encore une fois toutes les personnes qui nous ont si généreusement communiqué des documents et aidé de leurs conseils. Nous ne saurions assez leur manifester notre reconnaissance, et nous osons espérer qu'elles voudront bien encore nous aider dans la tâche que nous avons eu le périlleux honneur d'entreprendre. Espérons que d'ici peu de temps un mouvement spontané se fera en faveur d'une organisation complète des secours publics en cas d'accidents et que prochainement, la *Policlinique de Paris*, toujours soucieuse de faire le bien, posera les premiers jalons de la *Société des Secouristes français*, appelée elle aussi à rendre d'immenses et signalés services (1). Nous attendons également du Conseil municipal de Paris et du Conseil général du département de la Seine une prompte solution de la question. Il est du devoir de ces deux assemblées toujours disposées à bien faire, d'améliorer l'état actuel. Puissent ces quelques lignes avoir servi à quelque chose.

C'est le modeste honneur que nous réclamons et dont nous serons toujours fier si nous voyons un jour, ce qui ne nous déplairait nullement, arriver ce que nous avons demandé si instamment et que nous soutiendrons toujours avec la même ardeur.

---

(1) Voir annexe IV.

ANNEXES

ANNEXE I.

Dans la séance du 17 juin 1891, le Conseil municipal adoptait une proposition présentée par M. Strauss, au nom de la 5e commission, relative au fonctionnement des voitures des malades et des étuves à désinfection. La *Policlinique de Paris*, reconnaissante des services nombreux que lui ont rendu le Conseil municipal et le Conseil général de Paris, ne peut, dans cette humble brochure publiée par ses soins, laisser passer de côté certaines discussions intéressantes de ces deux assemblées. Aussi, nous croyons de notre devoir, dans notre modeste étude sur les secours publics, de reproduire le procès-verbal de l'intéressante séance du Conseil municipal du 17 juin, procès-verbal que nous donnons in extenso. La reproduction de cette séance nous excusera auprès de nos lecteurs de n'avoir pas parlé, dans notre étude des secours publics, de *la désinfection* et nous permettra d'avoir été dans cette question que nous voudrions traiter très sommairement, aussi complet que possible, grâce aux documents intéressants présentés par les personnes très compétentes qui ont pris part à la discussion du 17 juin, discussion si bien conduite, qui nous permet de garder la plus complète impartialité, et de faire connaître un de ses services les plus complets et les moins connus de Paris.

Adoption d'une proposition présentée par M. Strauss, au nom de la 5e Commission, relative au fonctionnement des voitures de transport des malades et des étuves de désinfection.

M. Strauss, président de la 5e Commission. — Messieurs, au nom de la Commission, j'ai l'honneur de porter à la connaissance du Conseil une situation assez délicate, qui a trait au fonctionnement de services importants d'hygiène et d'assistance de la ville de Paris.

Il s'agit du transport des malades et de la désinfection par étuve ou à domicile. Nous possédons un certain nombre d'organes qui ressortissent, les uns à la préfecture de la Seine, les autres à la préfecture de Police, d'autres enfin à l'Assistance publique. Il y a entre ces administrations un défaut d'entente qui est des plus préjudiciables à la santé publique. Tous les corps savants se sont préoccupés de cette situation. Il s'est produit des faits regrettables par suite de l'incurie administrative. Jusqu'en 1887, les malades contagieux étaient transportés par la préfecture de Police, qui possède encore à cet effet à son budget un crédit de 19,300 francs. Le Conseil municipal, à la suite d'une longue enquête et d'un rapport très documenté de notre honorable ancien collègue M. Chautemps, a voté la création d'un nouveau service ressortissant à la préfecture de la Seine. Ce service, tenant à l'hygiène et à l'assistance publique, concerne d'une part le transport des malades, d'autre part la désinfection par étuve. Il se trouve que le public ne connait pas suffisamment ce service et que les personnes qui s'adressent soit à la mairie, soit au commissariat de police, se heurtent à une fin de non-recevoir ou ne recueillent que des indications incomplètes. Si je voulais dramatiser, je n'aurais qu'à citer certains faits qui ont été révélés à la Société de médecine publique. Cet état de choses déplorable tient à l'incurie administrative et au défaut d'entente des deux préfectures de la Seine et de Police. Et je viens demander à M. le préfet de la Seine et à M. le préfet de Police s'ils ne vont pas laisser de côté toute idée mesquine de conflit d'attributions, pour coopérer à la sauvegarde de l'hygiène publique de Paris. J'espère que la réponse sera satisfaisante. La préfecture de Police — je n'incrimine pas, je constate — a, plus ou moins volontairement, ignoré l'existence des importants services qui fonctionnent à côté d'elle à la préfecture de la Seine. L'accord entre les administrations intéressées a fait défaut. Je demande aux deux préfets s'ils sont disposés à mettre fin à un état de choses regrettable, s'ils veulent enfin tirer parti des services d'assistance et d'hygiène existants à la préfecture de Police, à la préfecture de la Seine, à l'Assistance publique. Il y a des étuves publiques à désinfection dans trois hôpitaux ; d'autres sont annexées à nos asiles de nuit ou aux stations de voitures spéciales pour le transport des contagieux. La préfecture de Police dispose, dans des conditions modestes, il est vrai, d'un service de désinfection à domicile. Elle a la compétence légale, elle se trouve bien placée pour être renseignée, mais elle manque d'organes matériels.

M. Dubois. — Et aussi le public ignore trop souvent l'existence de ces services.

M. Strauss. — Je demande que, sans revenir sur le passé, sans examiner si l'arrêté des consuls peut être invoqué en la matière,la préfecture de Police nous déclare si elle est disposée à réaliser avec la préfecture de la Seine une entente cordiale afin que les commissaires de police et, en général, tous les agents de la préfecture de Police, collaborent à l'œuvre d'hygiène et d'assistance que nous avons inaugurée il y a peu d'années. Il nous importe de savoir si, toutes questions de compétence laissées de côté, M. le préfet de Police prend l'engagement de seconder nos efforts en vue de porter à la connaissance du public l'existence d'œuvres, d'institutions, qui n'ont pas encore rendu leur maximum d'effet utile. Nous lui demandons s'il accepte sans arrière-pensée l'ordre du jour que je vais lire, qui résume les négociations entamées avec lui, qui est un acte de conciliation et d'entente. Il ne s'agit pas ici de politique mais d'humanité, et la préfecture de Police s'honorera en devenant la coopératrice dévouée de nos institutions d'hygiène.

M. Réties. — L'ordre du jour que vous allez lire a été adopté par la 5e Commission tout entière.

M. Strauss. — En effet, elle a été unanime à désirer cet accord, que nous proposons de consacrer dans les termes suivants : — « Le Conseil prend acte des engagements de M. le préfet de Police et de M. le préfet de la Seine d'établir une entente cordiale entre leurs administrations en vue d'assurer le fonctionnement régulier des voitures de transport des malades et des étuves de désinfection, — Invite les deux préfectures à prendre les mesures nécessaires pour porter à la connaissance des médecins et du public tous les renseignements propres à faire connaître l'existence de ces importants services et à sauvegarder la santé publique. — Signé : Paul Strauss, Louis Lucipia, Cattiaux, Faillet, Réties, Maury, Georges Berry, Navarre, Bompard, Dubois, Charles Péan, Chauvière. »

M. Vaillant. — Je désire avant tout répondre à M. Dubois, qui a dit que l'une des causes de l'insuffisance des services est l'ignorance où le public se trouve de ce qui existe. Or, dans nombre de cas, le public ne reçoit même pas de réponse à ses demandes. Je citerai à cet égard deux faits probants, empruntés à la presse. Voici, extrait d'un interwiew de l' « Eclair », un récit fait par M. le docteur A.-J. Martin, l'un des hygiénistes qui se sont le plus occupés de cette situation :

« Il y a quelques jours, l'un de ses amis se présentait sur son conseil et avec ses instructions dans une des mairies et demandait à qui s'adresser pour pouvoir pratiquer chez lui des désinfections dans une chambre qui allait bientôt être abandonnée par un enfant convalescent d'angine diphtéritique. Après avoir été renvoyé du bureau de l'état-civil au bureau des pompes funèbres, puis au poste de police et enfin au commissariat de police, il fut très courtoisement reçu par le secrétaire du commissariat. Le dialogue suivant s'engagea alors : D. J'ai un enfant convalescent d'angine diphtéritique ; un médecin me demande de faire pratiquer la désinfection dès qu'il pourra quitter la chambre. — R. Pouvez-vous faire vous-même la désinfection ou voulez-vous que nous la fassions ? — D. Que faut-il faire ? — R. Qu'a eu votre enfant ? — D. Une angine diphtéritique. — R. — Alors, ce n'est pas sérieux (sic). — D. Le docteur m'a recommandé de faire passer certains objets aux étuves. — R. On dit qu'il y en a, mais ce n'est pas exact. Je vais vous donner des instructions. Quelle maladie avait votre enfant ? Une angine diphtéritique. Je vais vous donner quelque chose qui se rapporte à cela ; d'ailleurs, c'est toujours la même chose.

« Le secrétaire cherche alors dans un tas de vieux papiers et, choisissant les plus propres, il remit les instructions concernant la variole et la scarlatine. « Vous trouverez tout là-dedans », dit-il, Puis, ouvrant une armoire, il ajouta qu'il donnerait, en outre, plus tard, un bâton de soufre et un paquet de sulfate de cuivre.

« Cette conversation se renouvelle chaque jour dans la plupart des commissariats et des mairies de Paris ; presque partout, sauf dans le 10e et le 13e arrondissements, l'administration consultée ignore ce qu'il faut faire, ne sait trop comment renseigner le public et, d'autre part, lorsqu'il faudrait agir, lorsque la préfecture de la Seine met à la disposition des particuliers ses établissements complets et un personnel de désinfection, la préfecture de Police apporte continuellement des entraves par son inertie. Les exemples abondent, il est peu de médecins qui n'aient à en constater. »

On croirait vraiment que cela se passe dans un pays sans civilisation ni médecins. Je vais vous citer d'autres faits tout aussi caractéristiques...

M. Strauss. — Permettez-moi, mon cher collègue, de vous faire remarquer que nous sommes d'accord sur la question avec les parties intéressées. Il serait donc avantageux, avant que vous n'insistiez, d'entendre M. le Préfet.

M. Vaillant. — Je suis tout disposé à céder mon tour de parole à M. le préfet de Police et je descends de la tribune, me réservant de formuler tout à l'heure mes observations et de marquer la différence de mon point de vue et de celui de la 5e Commission.

M. le Préfet de Police. — Messieurs, je répondrai très volontiers au discours de M. Strauss, et tout d'abord je suis heureux de pouvoir déclarer que j'accepte entièrement l'ordre du jour proposé Chaque fois que le Conseil parlera d'entente entre le préfet de la Seine et le préfet de Police et se placera sur ce terrain, il me trouvera toujours disposé à y marcher avec lui. J'ajoute que, depuis que je suis à la tête de la Préfecture de police, je n'ai pas eu de difficultés avec mon collègue le préfet de la Seine. Que, parmi des fonctionnaires subalternes, quelques conflits se produisent parfois, je ne le nie pas, mais, dès que les affaires sont venues jusqu'à nous, elles ont été traitées et tranchées par mon collègue M. Poubelle et par moi avec la plus grande cordialité. D'ailleurs, il ne faut pas oublier que, si des difficultés venaient à se produire entre les deux préfectures, elles ne pourraient durer bien longtemps, car les deux préfets ont un arbitre désigné, M, le ministre de l'Intérieur, qui les départagerait, le cas échéant. Je répète donc que des difficultés ne peuvent surgir entre le préfet de la Seine et le préfet de Police, ou tout au moins ne peuvent durer longtemps. Il serait absolument inexact de dire qu'il y a eu conflit entre nous. Abordant maintenant la question d'hygiène, je reconnais, avec M. Strauss, que la situation est déplorable, et je suis de son avis en ce qui concerne les points indiqués par lui. Nous avons à cet égard, il faut bien le reconnaître, une organisation défectueuse. Je ne remonterai pas, Messieurs, à l'histoire ancienne ; je ne parlerai même pas ou très peu de la loi de messidor ; je sais que cette loi n'est pas très sympathique au Conseil. Il y a quelques jours, lorsque je la citais dans le sein de la Commission, j'ai soulevé les récriminations de tous les membres. « Encore messidor... Vous abusez de messidor », s'est-on écrié. Mon dieu, je ferai remarquer que, si le Conseil a peu de respect pour cette loi, les préfets de la Seine et de Police ont le devoir de la respecter, et que particulièrement le préfet de Police a le devoir de la défendre et de l'appliquer. La préfecture de Police, en effet, a toujours été chargée des services concernant les malades atteints de maladies contagieuses. « Le préfet de Police, dit la loi, assurera la salubrité de la ville en prenant des mesures pour prévenir et arrêter les épidémies et épizooties, les maladies contagieuses. » A la suite de nombreuses études, à la suite des congrès d'hygiène, notamment celui de Bruxelles, où ces questions ont été discutées, nous avons commencé par demander au Conseil municipal des crédits pour assurer le transport des contagieux. En 1880, mon prédécesseur, M. Andrieux, demandait la création de voitures de transport sur le type de celles de Bruxelles. Cette création fut votée le 27 décembre de cette année. Depuis — et malheureusement — survint le conflit entre le Conseil municipal et la préfecture de Police, le budget de cette administration a été rejeté, et avec lui le budget des services d'hygiène. Nous avions pour le service de transports un misérable crédit de 10,000 francs ; ce crédit est resté ce qu'il était. Et vous savez comment sont installées les voitures que nous avons construites et qui servent au transport des contagieux. Elles se trouvent dans une cour qu'après bien des difficultés on a bien voulu nous donner dans l'enceinte de l'Hôtel-Dieu, exposées hiver comme été à toutes les intempéries. Voilà comment à Paris est traité ce service d'hygiène.

M. Paul Brousse. — Jamais le Conseil n'a refusé de voter un crédit pour améliorer les services d'hygiène.

M. le Préfet de Police. — Vous avez repoussé le budget dans son ensemble. En 1884, lors de l'épidémie du choléra, nous avons organisé un service de désinfection à domicile pour assainir les chambres ou les locaux dans lesquels ont séjourné des malades. Ce service, nous l'avons maintenu depuis. Vous souvenez-vous, messieurs, du chiffre du crédit inscrit à notre budget ; il s'élève à 2,000 fr., je répète : deux mille francs. C'est encore là une des conséquences déplorables du conflit qui s'est élevé entre le Conseil et la préfecture de Police. La désinfection des effets contaminés est une des mesures hygiéniques les plus importantes. Nous avons dès longtemps demandé la création d'étuves. Le Conseil général nous a donné les crédits nécessaires pour établir huit étuves mobiles dans la banlieue parisienne. Nous avons demandé au Conseil municipal de doter Paris des mêmes services. Le 10 mars 1881 nous avons fait cette demande. Il y a eu de nombreux pourparlers, un va-et-vient de dossiers qui n'a, naturellement, amené aucun résultat. Enfin, sur nos instances, le 17 juin 1887, c'est-à-dire six ans après, les crédits nécessaires ont été votés, mais, suivant la clause de style que vous connaissez, les services de transport et de désinfection ont été rattachés à la préfecture de la Seine. La loi les mettait dans les attributions de la préfecture de Police, mais la loi n'a pas arrêté le Conseil. Qu'a fait la préfecture de la Seine? Elle était, comme moi, tenue à la respecter. Elle n'a pas créé d'étuves mobiles, mais deux ou trois étuves annexées à des asiles de nuit, au moment où l'Assistance publique dotait de son côté ses hôpitaux d'étuves. Elle n'a pu créer un service de transport de contagieux ; elle a créé un service de malades, service d'assistance, service d'hôpital à hôpital. Il n'y a pas sur ce point conflit entre nous ; il y a mauvaise organisation par suite du conflit entre la préfecture de Police et le Conseil. L'honorable M. Strauss faisait appel à mon esprit de conciliation. Je déclare être disposé à faciliter par tous les moyens en mon pouvoir le fonctionnement des étuves placées dans les édifices municipaux sous la direction de la préfecture de la Seine, ainsi que dans les hôpitaux Je donnerai à mes agents toutes les instructions nécessaires en ce sens, et demanderai à MM. le préfet de la Seine et le directeur de l'Assistance publique de me fournir les indications qui leur paraîtront utiles. Je ne pense pas que la Préfecture de la Seine réclame le service de la désinfection à domicile, ni celui du transport des contagieux. Elle ne pourrait s'en charger, car ce sont essentiellement des services de police pour lesquels il est absolument nécessaire d'avoir, la plupart du temps, l'action et l'autorité morale soit d'un commissaire, soit des agents. Car ce ne sont pas les malades ou les parents qui s'adressent à nous ; ce sont plutôt les voisins inquiets, préoccupés, effrayés du péril qu'ils courent par suite de la contagion, ce sont ces voisins qui viennent requérir la police et demandent sa protection, son intervention. En ce qui concerne le transport des contagieux, la Préfecture de police, qui en a la responsabilité, en assure le fonctionnement. Les commissaires de police nous préviennent par dépêches transmises au service qui, je le reconnais, est insuffisamment organisé. Il n'en est pas moins toujours à la disposition de ceux qui s'adressent à lui. J'établis en fait que l'organisation actuelle, toute incomplète qu'elle est, a permis de rendre à la population des services qui montrent qu'ils seraient bien plus étendus si le Conseil lui permettait de s'améliorer. Messieurs, j'espère que dans la discussion du budget de la Préfecture de police qui s'ouvrira peut-être bientôt ici, le Conseil voudra bien examiner avec le grand intérêt qu'elles comportent les questions d'hygiène publique si importantes pour la population. Il importe que ces questions soient posées en dehors de toute discussion politique. Le Conseil, dans un intérêt supérieur, n'a pas hésité à voter les budgets des sapeurs-pompiers et du Laboratoire municipal. Je lui demande de vouloir bien également nommer un rapporteur spécial pour les services d'hygiène et examiner quelles améliorations pourraient être réalisées. C'est le seul désir que j'exprime et je certifie que toutes les administrations s'entendront pour vous satisfaire pleinement si vous ne nous demandez pas de donner une entorse à la loi. (Assentiment sur plusieurs bancs.)

M. Vaillant. — M. le préfet de Police reconnaît la gravité du mal.

M. Dubois. — Nous la connaissons tous.

M. Vaillant — Il importe que le Conseil sache jusqu'où va ce mal, son intensité et tout ce qu'il y a à faire.

Voici quelque temps que, sur mes instances, sur celles des conseillers du 20e arrondissement, M. le directeur des Affaires municipales est venu dans cet arrondissement expliquer aux administrateurs et médecins du Bureau de bienfaisance, aux fonctionnaires de la mairie, comment on met en action un service de transport des contagieux et comment fonctionne le service de désinfection. On devait informer la population par affiches, mais malheureusement ces affiches ne sont pas venues. De mon côté, cependant, j'avais porté ces instructions à la connaissance des habitants avec lesquels je suis en rapport et vous allez voir de quelle façon le service fonctionne quand on lui fait appel. J'ai reçu hier matin une lettre d'un habitant de la rue du Repos, le citoyen Strycker, qui me fait savoir, que dans la maison qu'il habite, à la suite d'un cas de diphtérie, c'est en vain qu'on s'est adressé aux agents de la police, au commissariat, à l'hôpital Tenon et qu'on a mis inutilement en activité, à défaut d'autre, un téléphone chez un pharmacien ; l'Administration n'a pas bougé, aucune mesure de désinfection n'a été prise, aucune voiture n'a été envoyée. Sur ces entrefaites l'enfant est mort et ce n'est que sur une demande du directeur des Affaires municipales que les désinfecteurs ont été mis en mouvement. Et, Messieurs, cela est d'autant plus grave, d'autant plus regrettable, qu'il y a dans cette maison un pensionnat dont, sans entremise ou intervention de l'Administration, la directrice a décidé prudemment l'évacuation. A cet état de choses, la 5e Commission apporte une solution transitoire, que je veux bien accepter pour le moment surtout si une entente réelle amène une amélioration immédiate, mais qui ne me satisfait pas entièrement. Je vais indiquer pourquoi. M. le préfet de la Seine va nous déclarer — comme l'a fait M. le préfet de Police — qu'il accepte les conclusions de la 5e Commission, et, malheureusement, il n'en résultera, je le crains, que peu de chose. Dans ces graves questions, le Conseil a une responsabilité, car, si le service ne fonctionne pas mieux, c'est non seulement par suite de l'incurie administrative, mais encore parce que le Conseil vote des délibérations insuffisantes et dont il ne poursuit pas avec assez d'énergie l'exécution. Je considère donc que les conseillers seraient tout aussi coupables que l'Administration et qu'ils devraient être blâmés par leurs électeurs s'ils n'obligeaient pas l'Administration à un fonctionnement exact d'un service sanitaire aussi indispensable et n'en imposaient pas l'organisation aussi parfaite que possible. Et, quand j'exprime la crainte que le service ne fonctionne pas beaucoup mieux à l'avenir après les déclarations d'entente des préfets et le vote de l'ordre du jour de la 5e Commission, je prends l'exemple du passé.

Quand le choléra était en Espagne, notre collègue, M. Brousse, a posé une question à laquelle je me suis associé, afin de savoir quelles mesures l'Administration comptait prendre en prévision de l'invasion épidémique, et j'ai spécialement insisté sur les mesures destinées à assurer les services de désinfection et de transport des contagieux. Les deux préfets ont affirmé alors que leur entente était parfaite ; mais...

M. le Préfet de Police. — ... Mais, en 1884, le choléra n'est pas venu ! (Rires.)

M. Vaillant. — Je ne m'explique pas ces rires. Je ne comprends pas surtout le rire du préfet de Police. Comment ! quand je lui demandais alors si les voitures de transport étaient en nombre suffisant en cas d'épidémie, leur fonctionnement assuré, si le service de désinfection à domicile et par étuves était prêt, M. le préfet de Police répondait que tout était prêt, qu'il ne manquait ni un gramme de désinfectant ni une voiture ; et aujourd'hui, quand, sans épidémie, on a recours à ces services qu'il prétendait si bien armés, on les trouve désarmés, impuissants, ne répondant même pas aux besoins les plus élémentaires. Qu'eût-ce donc été s'il y avait eu épidémie cholérique ? C'eût été désastreux. Comment ! quand je constate que, même en l'absence d'épidémie, les services ne fonctionnent pas par suite de l'impuissance caractérisée et des conflits des deux préfectures, vous venez nous demander des communications officielles à vos commissaires, et par cela même vous affirmez l'ignorance de faits qui devraient être connus d'eux ; s'ils ne savent pas encore que la direction des Affaires municipales a des étuves et des voitures de transport des malades alors que tous les habitants qu'intéresse le soin de leur santé le savent, c'est que vous ne voulez pas qu'ils le sachent. Aussi, quand on a besoin de désinfection à domicile, de transfert d'objets à désinfecter aux étuves et du transport d'individus infectieux, on s'adresse partout et personne ne répond, comme dans les deux cas caractéristiques que j'ai cités. Il faut que cela change. Il faut qu'à l'anarchie actuelle succède au plus tôt une unification du service comme dans les villes qui, plus fortunées que Paris, ont un bureau d'hygiène, un service unifié et exact de la santé publique. Il faut qu'il y ait assez de voitures en bon ordre, bien désinfectées, et en nombre suffisant en cas d'épidémie. Il faut qu'en cas d'épidémie un service exact de désinfection à domicile soit constitué, développé. Il faut que le Conseil municipal, qui a établi déjà beaucoup d'étuves, en complète le nombre et constitue un transfert rapide des objets à désinfecter. Il faut en un mot que si, pour le moment, nous nous devons contenter d'une amélioration résultant de l'entente des préfectures et de leurs agents, nous décidions que, dès maintenant, sera mise à l'étude l'institution d'un service unifié de l'hygiène municipale parisienne. Je demande à cet effet, à la suite du vote de la proposition de la 5e Commission, le renvoi à la Commission sanitaire d'une proposition de création d'une Commission mixte pour l'étude de ce service nécessaire de la santé publique à qui, plus encore que par le passé, le Conseil municipal donnera tous les crédits utiles. Mais je crains de demander à ce sujet une décision ferme au Conseil municipal, Le bruit de conversations semble indiquer que tous les membres de cette assemblée ne s'intéressent pas suffisamment à la question. C'est pourquoi je ne présente pas d'ordre du jour, craignant qu'il ne soit pas voté. Je me borne à prendre acte des déclarations qui nous ont été faites. Mais il me paraît que le Conseil, en présence du danger, doit comprendre la responsabilité qui pèse sur lui et se rendre compte de la nécessité d'arriver à une solution définitive, que la solution provisoire ne doit pas lui cacher. Je dépose, donc comme conclusion. la proposition suivante dont je demande le renvoi à la Commission sanitaire :

« Le Conseil, dans l'intérêt de la santé publique, reconnaissant l'urgente nécessité d'unifier et développer le service municipal de désinfection, « Délibère : « M. le préfet de la Seine est invité à nommer les membres d'une commission mixte formée par la Commission sanitaire et six membres pris dans le comité consultatif d'hygiène de France, le conseil d'hygiène et de salubrité de la Seine et la Commission des logements insalubres, et chargée de présenter au plus tôt un projet de constitution et d'unification d'un service municipal de désinfection répondant exactement et complètement aux besoins de l'hygiène publique et privée. « La même Commission devra étudier et proposer les mesures utiles pour l'établissement d'un service unifié du transport des malades atteints d'affections contagieuses et infectieuses, donnant toutes les garanties possibles contre la propagation de ces affections et pouvant suffire en cas d'épidémies. « Signé : Vaillant, Chauvière. »

Le renvoi de cette proposition à la Commission sanitaire est prononcé.

M. le Préfet de la Seine. — Je viens répondre à l'appel qui m'a été adressé et donner au Conseil quelques renseignements sur le fonctionnement des services destinés à secourir les malades indigents et à répandre l'usage des précautions en vue de prévenir la propagation des maladies infectieuses. Il est certain qu'en cette matière il y a toujours quelque chose à faire, mais ce serait être trop pessimiste que de prétendre avec M. Vaillant que le Conseil et l'Administration sont demeurés indifférents et inactifs. Je n'ai pas à défendre le Conseil ; je rappellerai cependant qu'il a voté en moins de trois ans des crédits qui ne sont pas inférieurs à 400,000 francs pour organiser des services nouveaux d'hygiène publique. Il n'est pas inutile de rappeler que ces exigences nouvelles, ces besoins nouveaux, n'ont été signalés que tout récemment et, en cette matière, il faut encore faire l'éducation du public et même des médecins. Il faut, ce qui est plus difficile encore, changer les habitudes de laisser-aller et d'insouciance en matière d'hygiène. On n'a pas encore recours, comme on le devrait, aux moyens dont nous disposons ; il faut les développer. Nous nous y appliquerons et vous pouvez pour cela compter sur le concours dévoué des deux préfectures, entre lesquelles il n'y a ni difficultés, ni dissidences ; chacune a son champ d'action délimité par la loi et la préfecture de la Seine a pu remplir son devoir sans empiéter, comme on l'a prétendu, sur les attributions de la préfecture de Police. Le service des étuves dans les établissements municipaux et celui des transports des malades appartiennent à la préfecture de la Seine. Pour ce qui concerne les malades, il n'est constaté par personne qu'on ne peut, avant de transporter un malade à l'hôpital, ouvrir une discussion sur la question de savoir si oui ou non il est atteint d'une affection contagieuse. Et, dans l'ignorance où l'on est à cet égard, la prudence ne commande-t-elle pas les mesures habituelles de désinfection ? D'ailleurs, sait-on bien encore où commencent et où finissent les propriétés contagieuses des maladies ? Pour avertir le public et afin que la publicité la plus large soit donnée à mes paroles, je vous demande la permission de vous rappeler ce qui a été fait par la préfecture de la Seine pour le transport des malades, indigents pour la plupart, dans les hôpitaux. A la suite de vos délibérations, Messieurs, la Préfecture de la Seine a installé, dans le courant de ces deux dernières années, trois étuves de désinfection, annexes des refuges de nuit et ouvroirs municipaux, quai de Valmy, rue des Récollets, rue du Château-des-Rentiers. A l'heure actuelle, trois étuves d'assainissement disséminées sur tous les points de la périphérie de Paris sont donc ouvertes au public. J'ajoute qu'un des grands services relevant de mon Administration, le Mont-de-Piété, a pris l'initiative de la création d'étuves très importantes. Ces étuves fonctionnent dans des conditions telles que pas un vêtement, pas un objet de literie, n'est conservé sans être au préalable désinfecté. Il est donc injuste de prétendre qu'à cet égard le Conseil municipal et l'Administration n'ont rien fait. D'un autre côté, Messieurs, vous avez créé deux stations de voitures pour le transport des malades, l'une rue de Staël (15e arrondissement), comprenant huit voitures et pourvue du téléphone, l'autre rue Chaligny (12e arrondissement), à l'autre extrémité de Paris, pourvue également de huit voitures. C'est là une nouveauté considérable : tous les malades ont aujourd'hui à leur disposition des voitures pour les transporter à l'hôpital dans les conditions les plus hygiéniques et les plus confortables. Nous serons unanimes, je crois, sur ce point : qu'il faut vulgariser la connaissance de ces utiles institutions par tous les moyens dont nous disposons. Je n'y ai pas manqué d'ailleurs, en ce qui me concerne, et voici la circulaire que j'adressais aux maires le 8 juillet dernier :

« Paris, le 8 juillet 1890. *Monsieur le Maire*, à l'occasion de l'inauguration d'une nouvelle station municipale (hôpital Saint-Antoine) de voitures d'ambulance, rue Chaligny (12e arrondissement), je crois devoir appeler votre attention sur les services que cet établissement ainsi que celui qui fonctionne depuis quelques mois rue de Staël (15e arrondissement), est appelé à rendre à la population parisienne, et surtout à la clientèle ordinaire des hôpitaux ; la nouvelle station permet, en effet, la translation à l'hôpital avec les soins et les garanties désirables. On a simplifié autant que possible les formalités exigées pour l'usage de ces voitures. Toutes les fois qu'un malade est atteint d'une affection de nature à motiver son admission immédiate dans un hôpital, il suffit d'en avertir par le téléphone ou de toute autre manière le chef de la station. On indiquera autant que possible la nature présumée de la maladie et l'avis du médecin traitant afin que l'on sache s'il y a lieu à l'admission immédiate ou à un examen préalable par les médecins du Bureau central. Lorsque l'urgence résultera des renseignements fournis, une voiture portant une infirmière ira aussitôt chercher le malade. Les voitures sont construites de façon que le malade puisse être couché ou assis, suivant son état, et soit toujours, pendant le trajet, confié aux soins et placé sous la surveillance d'une infirmière des hôpitaux. Je dois aussi appeler votre attention sur une autre création de la ville de Paris. Elle a installé dans un certain nombre d'établissements charitables et pour leurs besoins intérieurs des étuves de désinfection, et il a paru possible, durant les heures où elles ne sont point employées par les établissements eux-mêmes, d'en faire profiter le public qui pourra y faire transporter sans retard, à l'aide de voitures parfaitement closes, tous les objets tels que linges, vêtements, rideaux, tapis, matelas, oreillers, couvertures, édredons, etc., dont l'assainissement lui paraîtra désirable. Je n'ai pas besoin, monsieur le maire, d'insister auprès de vous sur l'utilité de semblables créations ; je vous serai très reconnaissant de vouloir bien les faire connaître au personnel médical et aux diverses institutions charitables de votre arrondissement. Je vous serai obligé, monsieur le maire, de bien vouloir me faire connaître les mesures qui vous paraîtront de nature à compléter ces instructions. Veuillez agréer, etc. Le préfet de la Seine, POUBELLE ».

Ce n'est pas tout. Chaque fois qu'un de ces établissements a été inauguré, nous en avons profité pour réunir le personnel médical ; nous avons voulu faire la plus large publicité possible. La presse, j'en suis certain, voudra bien nous seconder en expliquant, en faisant connaître ces utiles services, et je réponds certainement au sentiment du Conseil tout entier en lui adressant cet appel.

M. Dubois. — Il faut adresser de nouveau cette circulaire aux médecins et aux pharmaciens et apposer des affiches pour renseigner le public.

M. Alpy. — On peut faire passer une note dans les journaux.

M. le Préfet de la Seine. — J'arrive aux résultats constatés. Voici le tableau des désinfections opérées par l'étuve municipale de la rue du Château-des-Rentiers.

Année 1890 :

Janvier	30
Février	31
Mars	32
Avril	29
Mai	49
Juin	57
Juillet	63
Août	45
Septembre	51
Octobre	46
Novembre	63
Décembre	55

Année 1891 :

Janvier	33
Février	57
Mars	34
Avril	37
Mai	56

L'étuve de la rue des Récollets a commencé à fonctionner au mois d'août 1890.

Voici le tableau de ses opérations :

Année 1890 :

Août	1
Septembre	8
Octobre	15
Novembre	16
Décembre	26

Année 1891 :

Janvier	63
Février	102
Mars	148
Avril	174
Mai	158

L'étuve de la rue Chaligny a opéré en avril 85 désinfections et 71 en mai 1891.

Vous voyez, Messieurs, que si le mouvement est lent, pourtant il y a progrès.

M. Navarre. — L'explication que M. le préfet de la Seine vient de donner sur l'installation et le fonctionnement des services du transport des malades et de la désinfection des objets leur ayant appartenu démontre, contrairement à l'affirmation de M. Vaillant, que le Conseil municipal a fait déjà des sacrifices importants pour l'hygiène, puisqu'il a déjà dépensé 400,000 francs. D'autre part, M. Vaillant demande au Conseil de repousser l'ordre du jour présenté par M. Strauss au nom de la 5ᵉ Commission.

M. Vaillant. — Vous vous trompez.

M. Navarre. — Vous avez, en tout cas, déclaré que cet ordre du jour était platonique, puisque, disiez-vous, les déclarations de M. le préfet de la Seine et de M. le préfet de Police avaient déjà été formulées sans être suivies d'effet. Eh bien, mon cher collègue, vous êtes dans l'erreur la plus absolue. Jamais M. le préfet de la Seine ni M. le préfet de Police n'ont fait une déclaration aussi nette qu'aujourd'hui. Ils n'ont jamais été amenés à la faire, parce que la question n'avait pas encore été posée sur ce terrain. Et c'est précisément l'antagonisme qui existait entre les deux préfectures qui a motivé notre proposition. Le Conseil jugera comme nous qu'il doit voter cet ordre du jour afin de prendre acte des déclarations qui nous ont été faites. Et si M. Vaillant avait assisté aux séances de la 5ᵉ Commission, il aurait vu que la question n'était pas aussi simple qu'il le croit et que les deux préfectures ne marchaient pas la main dans la main comme aujourd'hui. Depuis notre entrevue avec M. le préfet de Police, celui-ci s'est entendu avec M. le préfet de la Seine. Il ne se retranche plus derrière le décret de messidor pour nous répondre par un « non possumus » absolu, pour nous dire qu'il a le droit d'ignorer le service d'hygiène existant à la préfecture de la Seine et de ne rien faire pour en faciliter le fonctionnement. M. le préfet de Police admet qu'il n'a pas toujours à faire la distinction entre les diverses catégories de malades, et se déclare tout disposé à prêter son concours au service que nous avons créé à la préfecture de la Seine. Les commissaires de police en seront informés, de telle sorte que le public pourra désormais s'adresser à eux sans risquer un échec. Nous ne demandions pas davantage et nous ne pouvons que nous féliciter de l'accord intervenu entre les deux préfectures.

M. Vaillant. — J'y applaudis comme vous. Mais il y a mieux à faire.

M. Navarre. — Les organes existent ; ils sont incomplets, j'en conviens. Mais le Conseil municipal, vous le savez, a fait quelque chose.

M. Vaillant. — Je n'ai pas dit le contraire. J'ai dit qu'il fallait perfectionner encore ces organes.

M. Navarre. — Soyez persuadé que le Conseil aura à cœur de prendre toutes les mesures de nature à assurer la sécurité de ses électeurs au point de vue hygiénique. (Très bien !)

M. Vaillant. — Il faut hâter son action.

M. Strauss. — Il ne reste, comme l'a fait d'ailleurs mon collègue M. Navarre, qu'à prendre acte des déclarations de M. le préfet de Police et de M. le préfet de la Seine, à une condition, toutefois, et la voici : Nous ne nous contentons pas de promesses plus ou moins solennelles. La 5ᵉ Commission avait d'abord voulu arranger cette affaire en famille. Elle n'était pas parvenue au résultat, qu'elle désirait ; mais elle n'a pas dit son dernier mot et elle espère que, dans une entrevue prochaine, les deux préfets voudront bien coopérer avec elle pour la mise en train du nouveau fonctionnement et des moyens d'information dont ils peuvent disposer près des médecins et des pharmaciens, dans les écoles, dans les hôpitaux, dans les postes, dans les commissariats, etc.

En un mot, puisque tous ces organes relèvent soit de M. le préfet de Police, soit de M. le directeur de l'Assistance publique, soit de M. le directeur de l'Administration municipale auquel je suis heureux de rendre en passant un hommage bien mérité pour le concours éclairé et dévoué qu'il a bien voulu nous prêter dans cette œuvre depuis 1887 (Très bien !) — je demande, dis-je, à ces fonctionnaires, d'assister à notre prochaine réunion et de chercher, avec nous, à perfectionner l'outillage que nous avons créé.

Et, ce faisant, nous ferons œuvre d'administrateurs prévoyants. Voilà ce que signifie notre ordre du jour. Ce n'est pas un satisfecit pour le passé : c'est une consécration d'efforts qui n'ont pas produit encore leur plein effet : c'est un progrès vers notre idéal en cette matière, idéal qui est d'instituer un bureau d'hygiène concentrant toutes les forces actuellement éparses et distribuant enfin, avec une efficacité toute puissante, les secours de toute nature dont la population peut avoir besoin. Donc l'avenir ne sera pas compromis parce que nous aurons assuré le présent, en votant l'ordre du jour qui invite l'Administration à nous prêter son appui.

L'ordre du jour proposé par la 5e Commission est adopté (1891 ; C. 479).

ANNEXE II.

M. Louis Gallet et la maison prompt Secours.

Il y a quelque temps, M. Louis Gallet, le sympathique directeur de Lariboisière publiait une intéressante brochure intitulée : *Le service de prompt secours.— Théories hospitalières* (1). Il est de notre devoir de citer cet ouvrage et nous ne pouvons mieux faire qu'en mettant sous les yeux de nos lecteurs une partie de la très complète analyse faite dans le *Progrès médical* par le Dr Bourneville en 1889 :

« Obligation absolue du prompt secours imposée par le sentiment du devoir social comme par l'intérêt de la pratique professionnelle. Perfection des conditions d'installation et de fonctionnement des services où ce prompt secours peut être donné, tels sont, dit notre ami M. L. Gallet, les deux points, avec leurs dérivés, sur lesquels repose son étude hospitalière.

Jetant un coup d'œil rapide sur les ressources hospitalières de Paris et sur leur distribution, l'auteur montre combien les établissements hospitaliers sont inégalement répartis, certaines régions en possédant un grand nombre, et d'autres, beaucoup plus vastes, en étant complètement dépourvues (2). C'est pour pallier à ces inconvénients que le Conseil municipal a créé l'hôpital Bichat et réclamé la construction d'un troisième hôpital d'enfants au nord de Paris (3). Cette inégale répartition a souvent pour conséquence de rendre impossible le « prompt secours. »

Une organisation dans ce but est-elle utile ? Les chiffres répondent. M. Gallet rappelle que, d'après l'*Annuaire municipal de la Ville de Paris* pour 1886, fait avec tant de soin par M. le Dr Bertillon, que

(1) Louis Gallet, directeur de l'hôpital Lariboisière. — Devis et plans dressés par M. H. Mathieu, architecte. — Paris, G. Steinheil, éditeur.

(2) La Charité, Laënnec, Necker et les Enfants-Malades sont, par exemple, à une très petite distance les uns des autres.

(3) Bourneville. — *Rapports divers* au Conseil municipal, 1879-83.

cette année-là il y a eu 630 décès résultant d'accidents, et il cite la statistique de Lariboisière pour la même année comprenant 1424 accidents ainsi répartis :

Malades sur la voie publique	146
Tentatives de suicide	61
Blessures sur la voie publique	662
Accidents à domicile ou dans les usines	532
Envoyés par les commissariats sans indication précise.	23
Total	1424

D'où ressort nettement l'utilité d'une organisation du prompt secours. Aujourd'hui, les victimes d'accidents sont mal soignées ; d'abord le transport par les brancards est très défectueux, bien qu'il ait été un peu amélioré il y a quelques années à la suite des réclamations réitérées de la grande presse et de quelques journaux de médecine. « L'emploi de brancards, selon M. Gallet, qu'il faudrait construire d'une façon plus confortable, est cependant jusqu'ici le meilleur mode de transport connu, celui qui fatigue le moins le malade ou le blessé. Pour le rendre excellent, il suffirait d'en réglementer sévèrement l'usage. »

M. Gallet expose ensuite le fonctionnement des ambulances urbaines dont nous avons si fréquemment entretenu nos lecteurs. Tout en reconnaissant que « l'objet de cette œuvre est assurément des plus louables » notre auteur n'a pas pour elle un grand enthousiasme.

« Loin de moi, écrit-il, l'intention de déprécier, et le principe de l'institution, et sa pensée généreuse, et la belle voiture, et la sonnerie à timbre qui fait courir un frisson sur la peau des passants et circuler entre eux le mot sinistre : « Un accident ! » mais j'avoue que je préfère de beaucoup à cet appareil, réserve faite pour la question de vitesse, le brancard qui berce doucement son homme et l'amène sans heurt et sans cahot jusqu'au seuil de l'hôpital. »

Après cela, M. Gallet décrit le mode de fonctionnement des *ambulances urbaines* dont l'unique poste a été installé à l'hôpital Saint-Louis. Nous ne le suivrons pas dans cet exposé, nos lecteurs ayant été tenus régulièrement au courant de cette organisation. Nous dirons seulement que, à la suite d'un rapport au Conseil municipal, celui-ci avait invité la Préfecture de police et l'Assistance publique à créer deux postes : l'un à Lariboisière, l'autre à Saint-Antoine ; c'était en juin 1883. Ces deux administrations n'ont pas jugé à propos de s'entendre et ont laissé à une Société privée l'honneur de cette nouvelle organisation.

Puis, l'auteur énumère les cas nombreux qui exigent une *intervention immédiate*, et dans lesquels la rapidité des soins peut seule assurer la conservation du blessé. Et il arrive à cette conclusion : nécessité du sectionnement hospitalier de Paris. C'est la réforme que, après d'autres d'ailleurs, nous avons soutenue, soit ici, soit au Conseil municipal, lorsque nous avons demandé la division de Paris en *circonscriptions hospitalières*.

Se fondant sur l'inégale répartition des hôpitaux, sur l'absence d'inconvénients des hôpitaux tels qu'on les construit aujourd'hui, M. Gallet rappelle que Mercier, dans son Tableau de Paris, il y a plus d'un siècle, réclamait, ou, mieux, prévoyait la construction de cinquante hôpitaux « qui doivent donner à chaque quartier l'émulation respective de mieux soigner les pauvres », puis il ajoute :

« Le moyen immédiat de réaliser le rêve des « cinquante hôpitaux », ou, pour parler selon le véritable objectif de ce travail, des établissements en nombre suffisant pour le service du prompt secours, par secteur, par quartier, surtout dans les huit arrondissements sur lesquels ne s'élève aucun hôpital général... serait de créer des postes d'ambulances sur certains points à déterminer, des *maisons de secours* à très petit nombre de lits, n'obligeant pas les malades ou blessés, dans une situation grave, à subir un parcours excédant un maximum de 500 mètres. »

M. Gallet conclut en demandant la création de véritables petits hôpitaux de 10 lits, de 20 lits, de 100 lits, qui desserviraient les quartiers où les secours publics font le plus défaut, où ils sont le plus nécessaires.

ANNEXE III.

Il existe à Vienne une autre Société d'infirmières, fondée par le prince Rodolphe, héritier du trône impérial, mort si malheureusement il y a quelques années. Notre ami Keraval, médecin en chef de l'asile de Ville-Evrard, a publié en 1886, dans le *Progrès Médical* une intéressante étude sur cette utile fondation. Nous y renvoyons nos lecteurs.

Nous tenons toutefois à insérer les renseignements nouveaux que vient d'apporter M. R. Sorel, interne des hôpitaux qui arrive récemment d'Allemagne, et où il a complété la consciencieuse étude de Keraval.

Cette étude montre combien à l'étranger, on est soucieux des secours publics et combien sont nombreuses les institutions civiles pour les soins à donner aux malades et aux blessés.

Rudolfiner Verein, de Vienne (1).

« Dans le *Progrès Médical* de 1886, n°s 25, 29, 33, 36, 38, 48, M. le Dr Keraval a publié une série de lettres datées de Vienne, où il expose les débuts, l'état actuel, le but de la Société Rudolfinienne de Vienne. Ayant eu l'occasion, pendant les dernières vacances, de passer à Vienne, j'ai, à mon tour, visité cette institution et je désire simplement ajouter quelques renseignements complémentaires. On sait que la Rudolfiner Verein a été constituée sous l'initiative du Pr Billroth dans le but de former des infirmières laïques, instruites, capables en temps de paix d'être employées avantageusement dans les hôpitaux ou chez les particuliers et en temps de guerre destinées à soigner les blessés.

« Dans le rapport de la Société pour 1890 on lit : « Le secrétaire fait une communication sur l'état actuel de la construction du nouveau pavillon central et espère qu'à la fin de mai ce pavillon sera prêt, ainsi que l'*Institut pathologique*, la chapelle et des chambres d'isolement. » Au mois de juillet, j'ai pu constater *de visu* que la promesse du comité avait été tenue. En effet, aujourd'hui l'hôpital

---

(1) Voir le *Progrès Médical*, 1891, 2e trimestre, p. 468.

est terminé. Il comprend des chambres pour malades de 1re, de 2e et de 3e classe et un service pour malades externes.

« En 1890, 507 personnes ont reçu des soins à l'hôpital Rudolfinien et les frais se sont élevés à 2 fl. 95 5/10 kr. par tête et par jour. soit environ 6 francs. Les lits de fondateur ont reçu 81 malades, pendant 429 jours, qui ont reçu les soins gratuits. 3,510 malades externes ont été soignés pendant la même année ; ces malades ensemble représentent une dépense de 19,514 fl. 24 kr.

« Depuis la fondation, c'est-à-dire depuis 9 ans, cette Société privée a soigné dans son hôpital, 2,838 malades, à sa consultation externe, 24,142 malades, elle a de plus reçu 342 élèves infirmières. Les dépenses particulières s'élèvent à 139,952 fl.

« Dans le rapport annuel se relève l'état suivant du mouvement des infirmières pour l'année 1890 : 2 sœurs de la Croix-Rouge ou Rudolfinienne sont entrées, 3 sœurs sont sorties avec leur diplôme, 3 infirmières diplômées sont entrées, 2 sont sorties avec leur diplôme, 1 infirmière est entrée avec son certificat, 1 est sortie avec son certificat, 5 élèves sont entrées, 1 est sortie sans certificat. Il restait donc, au 31 décembre 1890, 1 surveillante, 3 sœurs (le mot sœur est un grade et ne veut pas dire que celle qui le porte soit religieuse, tout le personnel étant laïque), 4 infirmières diplômées, 5 élèves.

« Le fonds de retraite des infirmières s'élevait au 31 décembre 189 à la somme de 14,917 fl. 20 kr. Voici maintenant la statistique des malades soignés dans l'hôpital.

	H.	F.	Total
Restant de l'année précédente.......	17	15	32
En 1890.............................	193	282	475
Total.............	210	297	507
Sortis guéris	124	191	315
— améliorés	38	53	91
— non guéris....................	5	11	16
— morts.........................	25	28	53
Total.............	192	283	475
Restés au 31 décembre 1890.........	18	14	32

« Telles sont les notes que j'ai à ajouter pour compléter la description de M. Keraval ; les statuts de la Société, le but de la Société, les conditions d'admission des élèves, leur éducation, les grades et diplômes distribués, tout cela n'a pas été changé.

« Ainsi, à Vienne, la charité privée a pu réunir des fonds qui habilement maniés, ont suffi à élever un hôpital, à former de bonnes infirmières en temps de paix et en temps de guerre ; la Société a pu constituer un fond de retraite à ses infirmières, et un asile pour celles qui sont atteintes d'infirmité. Les soins médicaux sont sous la direction de deux médecins et de deux internes qui sont docteurs bien entendu.

« Fait intéressant, à l'hôpital est annexé un laboratoire d'anatomie pathologique ; tous les ans, dans le compte rendu, est publiée la statistique des malades internes et externes. Le fonctionnement de cet hôpital est fort intéressant et je ne saurais trop engager ceux des médecins qui feront le voyage de Vienne à aller le visiter.

« Dans le cours du même voyage j'ai pu voir à Budapest un hôpital semblable. La Société de la Croix-Rouge, similaire à la Société des femmes de France, etc., a aussi construit un hôpital destiné à recevoir des blessés en temps de guerre et en temps de paix à recevoir des malades et à former une école d'infirmières. Peut-être un jour les Sociétés françaises de secours aux blessés en temps de guerre suivront-elles le bon exemple donné par leurs sœurs de Vienne et de Budapest. »

Robert Sorel.

ANNEXE IV.

—

Nous avons l'honneur de présenter ici un projet de statuts de notre *Société* des Secouristes français. Il y aura nécessairement bien des modifications à y apporter, mais nous tenons néanmoins à montrer à nos lecteurs ce qu'il y a à faire sur ce point en les priant, s'ils le jugent à propos, de vouloir bien nous adresser leurs observations et leurs critiques. Nous leur en serons très obligé.

Nous avons emprunté pour la confection de ce projet de statuts nombre d'articles à la *Société française de secours aux blessés militaires* et à différentes autres Sociétés humanitaires. Espérons que de ce modeste canevas, nous tirerons quelque chose et qu'avec la bonne volonté et surtout l'appui de toutes les personnes qui s'intéressent aux souffrances humaines qui nous sont, hélas, trop communes, nous arriverons quelque jour à voir créer et prospérer l'*œuvre des Secouristes français*.

Siège social : POLICLINIQUE DE PARIS, 28, rue Mazarine.

—

SOCIÉTÉ DES SECOURISTES FRANÇAIS

—

Projet de Statuts.

Article premier. — La Société des *Secouristes français* a pour but de répandre dans toute l'étendue du territoire français et de nos colonies les notions des premiers soins à donner aux blessés, noyés et asphyxiés et de créer partout où il sera possible des centres d'instruction à cet effet.

Elle essaiera également d'organiser, outre les maisons et les appareils de prompt secours le recrutement d'un personnel médical qui, aussitôt après les premiers soins donnés par les *secouristes*, se rendra le plus vite possible sur le lieu de l'accident.

Art. 1. — L'œuvre sera administrée par un Conseil composé de 00 membres pris parmi les fondateurs et souscripteurs.

Le Conseil est nommé pour 00 ans et renouvelé chaque année par cinquième.

Il nomme un président, trois vice-présidents, un secrétaire général et un trésorier.

Art. 2. — La Société se compose de membres fondateurs qui s'inscrivent pour une somme annuelle de 00 francs, de membres souscripteurs versant une cotisation annuelle variant de 1 franc à 00 fr. Les dames sont instamment priées d'en faire partie.

Art. 3. — La haute direction des travaux de l'œuvre est confiée à un Conseil siégeant à Paris sous la présidence d'honneur de MM. les ministres de l'Intérieur, de l'Instruction publique, du Commerce, des Travaux publics, de l'Agriculture, des Finances, des Affaires étrangères, de la Marine et des Colonies, etc.

Art. 5. — Le Conseil nomme pour 00 années un Comité d'administration de 00 membres. Ces membres peuvent toujours être réélus.

Art. 6. — Le Comité est chargé de la direction morale et matérielle de l'œuvre ; pour les décisions importantes, il doit recourir au Conseil. Il dirige l'instruction, reçoit les dons et secours et en fait l'emploi selon les nécessités du service. Il délibère sur les constructions, baux, traités et actions en justice. Il correspond avec les ministres pour obtenir l'adoption des mesures qui intéressent la marche de l'œuvre.

Les délibérations du Comité ne sont valables qu'autant que la moitié des membres assiste à la séance.

En cas de partage, la voix du Président est prépondérante.

Celles relatives à des acquisitions, aliénations ou échanges d'immeubles ou acceptations de dons et legs, seront, avant leur exécution, soumises à l'autorisation du. . . . .

Art. 7. — Le Comité se réunit une fois par mois ou plus souvent, si les travaux de la Société l'exigent.

En cas d'absence du président ou des vice-présidents, le membre le plus âgé préside la séance.

Le Conseil se réunit au moins une fois par trimestre.

Art. 8. — Les fonctions des membres du Conseil et du Bureau seront gratuites.

Art. 9. — Les ressources de la Société se composent :

1° Des produits de toute nature provenant des biens et valeurs appartenant à l'œuvre.

2° Du montant des souscriptions et des sommes versées par les membres fondateurs et souscripteurs de l'œuvre.

3° Des ventes de bienfaisance, concerts et autres moyens autorisés au profit de l'œuvre.

4° Des subventions qui seraient accordées par l'Etat, les départements ou les communes.

5° Des dons et legs dont l'acceptation pourra être autorisée.

Art. 10. — Le trésorier choisi par le Conseil sera chargé de la perception des recettes et du payement des dépenses.

Art. 11. — Ses fonctions seront gratuites. Toutefois le Bureau pourra, suivant les circonstances, lui adjoindre un ou plusieurs employés rétribués.

Art. 12. — Les fonds libres sont déposés dans une caisse publique, jusqu'à leur emploi ultérieur.

Les excédents de recettes qui ne sont pas nécessaires aux besoins de l'œuvre sont placés en rentes sur l'Etat français ou en obligations sur le Crédit Foncier de France ou les chemins de fer français.

Art. 13. — Un règlement arrêté par le Conseil détermine les conditions d'administration intérieure et en général toutes les dispositions de détail propres à assurer la pleine et entière exécution des statuts.

Art. 14. — Le compte moral et financier de la Société sera présenté chaque année en Assemblée Générale aux Fondateurs spécialement convoqués à cet effet.

Ces comptes rendus seront adressés à MM. les Ministres de l'Intérieur, de l'Instruction publique, du Commerce, des Travaux publics, de l'Agriculture, de la Marine et des Colonies, de la Justice, etc., etc.

Art. 15. — Nul changement aux présents statuts ne pourra être proposé au Gouvernement que sur la demande du Conseil d'administration.

Nous publierons plus tard, après nous être entendu d'abord avec nos amis de la Policlinique de Paris, ensuite avec un certain nombre de conseillers municipaux, de maires et de préfets, un projet de règlement de la Société. Nous nous sommes borné à en esquisser ici simplement les statuts, mais nous comptons bien encore une fois que la création d'une œuvre aussi utile sera comprise et adoptée par les pouvoirs publics.

C'est pourquoi, confiant dans l'avenir, nous attendons avec impatience le jour proche de la formation définitive de la *Société des Secouristes français* dont votre serviteur et la Policlinique de Paris auront été les très ardents et dévoués promoteurs, en attendant qu'ils en deviennent les membres les plus actifs pour son organisation.

ERRATUM

Page 4, à la suite de la ligne 16, lire la partie suivante :

Il y avait en 1828, sur les deux rives de la Seine et dans les environs, 54 boîtes fumigatoires et d'objets nécessaires aux blessés, noyés et asphyxiés. Des *personnes exercées* et munies d'instructions pour secourir ces divers genres d'accidents sont toujours en mesure de donner des soins aux infortunés en faveur desquels on peut recourir à elles. Les dépôts dans Paris étaient situés, savoir :

Rive droite de la Seine. — 1° Bureau des arrivages par eau à la Râpée. — 2° Poste de la rue Traversière. — 3° Poste de l'Ile Louviers. — 4° Poste de la place Saint-Antoine. — 5° Poste du fort Saint-Paul. — 6° Poste de la Cloche, au Port-au-Blé. — 7° Poste de la place du Châtelet. — 8° Bateau à lessive de M. Ouarnier, près le Pont-au-Change. — 9° Sapeurs-pompiers, quai des Orfèvres. — 10° Poste du quai de l'Ecole. — 11° Poste du port Saint-Nicolas, chez M. Dacheux. — 12° Bateau à lessive de M. Colin, près du Pont-Royal. — 13° Bateau à lessive de M. Grenier. — 14° Pompe à feu de Chaillot.

Rive gauche de la Seine. — 1° Barrière de la gare. — 2° Poste de la Halle aux vins. — 3° Ecole de natation de M. de Glatigny, quai de Béthune. — 4° Poste de la place Maubert. — 5° Poste des Saints-Pères. — 6° Ecole de natation de Madame Deligny, quai d'Orsay. — 7° Baraque de Madame Breuze, quai des Invalides. — 8° Bureau du commissaire de police des Invalides. — 9° Bureau des arrivages par eau, patache d'aval.

Il existait également des armoires à pansement : 1° Poste du Château-d'Eau, place du Palais-Royal. — 2° Poste de la Halle aux draps, marché des Innocents.

Le reste des dépôts était répandu dans les environs.

TABLE DES MATIÈRES

Clermont (Oise). — Imprimerie Daix frères, 3, place Saint-André.

A LA SOCIÉTÉ D'ÉDITIONS SCIENTIFIQUES

Envoi franco contre mandat-poste

Du nerf pneumogastrique (physiologie normale et pathologique). **Diabète. — Albuminuries névropathiques,** par les Drs G. Arthaud et L. Butte, in-8° de 220 pages. Prix........................ 6 fr.

Dans ce travail les auteurs ont mis en évidence les conséquences pratiques qui découlent de leurs découvertes scientifiques. Celles-ci éclairent d'un jour nouveau la pathogénie et la thérapeutique d'un certain nombre d'affections qui, comme l'asthme, la névropathie cérébro-cardiaque, les albuminuries névropathiques et surtout le diabète ne seraient autres que les manifestations symptomatiques des lésions du nerf vague.

Guide pratique des Sciences médicales, publié sous la direction de M. le Dr Letulle, professeur agrégé à la Faculté de médecine de Paris, médecin des hôpitaux. Encyclopédie de poche pour le praticien. Ouvrage in-18 de 1500 pages environ, richement cartonné. 12 fr.

Formulaire de Médecine pratique, par le Dr E. Monin (préface du Professeur Peter). 1 vol. in-18 de 600 p., cartonné à l'anglaise. 5 fr.

Cet ouvrage, qui renferme plusieurs milliers des meilleures formules, rendra à tous nos confrères les plus utiles services dans leur clientèle journalière. L'hygiène des maladies, la médecine des symptômes, la thérapeutique conçue d'après les indications cliniques : voilà ce qu'y trouveront tous les médecins soucieux d'approfondir l'*ars curandi*, dénommé à bon droit « la partie la plus utile de l'art le plus utile que l'homme ait inventé ». Le Formulaire du docteur Monin est appelé au succès durable, parce qu'il est méthodiquement mis en pages et rédigé avec un sens critique assez rare dans ces sortes de publications.

Les Sciences biologiques à la fin du XIXe siècle (*Médecine, Hygiène, Anthropologie, Sciences naturelles, etc.*), publiées sous la direction de MM. Charcot, Léon Colin, V. Cornil, Duclaux, Dujardin-Beaumetz, Gariel, Marey, Mathias-Duval, Planchon, Trélat, Dr H. Labonne, et Egasse, secrétaires de la rédaction.

Cette publication formera un magnifique volume in-8, grand jésus, imprimé à deux colonnes; de plus de 1.000 pages, orné d'un nombre considérable de gravures dans le texte; elle paraît par livraisons mensuelles de 32 pages. Prix de la livraison........................ 1 fr. 25

L'ouvrage complet formera de 25 à 30 livraisons ; on peut souscrire dès maintenant au prix de 30 fr. — Le prix de l'ouvrage complet sera augmenté, pour les nouveaux souscripteurs, après l'achèvement de la publication. — La vingtième livraison est déjà parue.

A travers l'Exposition (Souvenir de 1889). *Promenades d'un médecin*, par le Dr Crouigneau. In-8 raisin de 520 pages, orné de 221 gravures, dont 7 hors texte et 3 cartes. Prix........................ 7 fr. 50

Des climats et des stations climatiques, par le Dr Hermann Weber, médecin des hôpitaux de Londres, traduit de l'anglais par le Dr Paul Rodet, médecin consultant à Vittel, in-8°........ 5 fr.

Nos grands Médecins d'aujourd'hui, par Horace Bianchon, du *Figaro*. Dessins de Desmoulins, splendide volume in-8° raisin, tirage en 3 couleurs. Prix........................ 10 fr.

A LA POLICLINIQUE DE PARIS

L'Assistance: Revue mensuelle d'assistance et d'hygiène publiques et privées. Abonnement : France, 8 fr. ; Etranger, 10 fr.

Annales de la Policlinique de Paris : Revue mensuelle de médecine, de chirurgie, etc. Abonnement : France, 10 fr. ; Etranger, 12 fr.

Dr F. Ledé.......	Les Enfants de Paris en nourrice..	Prix	0 f. 60
G. Capus.......	Promenade hygiénique en Asie Centrale........................		
Faillet..........	Encore la question des hôpitaux marins........................	»	0 75
Albin Rousselet.	Revision de la législation relative aux aliénés........................	»	0 60
Dr L. Butte....	La teigne à Paris : Les hôpitaux et les Écoles de teigneux........................	»	0 60
		»	0 75

Clermont (Oise). — Imprimerie Daix frères, place Saint-André, 3.

www.ingramcontent.com/pod-product-compliance
Ingram Content Group UK Ltd.
Pitfield, Milton Keynes, MK11 3LW, UK
UKHW020343230726
13925UKWH00003B/947